中西医结合
肛肠病临床诊疗实践

ZHONGXIYI JIEHE GANGCHANGBING LINCHUANG ZHENLIAO SHIJIAN

李淑霞 ＼ 主编

张小元甘肃省名中医传承工作室 ＼ 组编

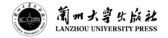

兰州大学出版社
LANZHOU UNIVERSITY PRESS

图书在版编目（CIP）数据

中西医结合肛肠病临床诊疗实践 / 李淑霞主编.
兰州：兰州大学出版社，2025. 5. -- ISBN 978-7-311
-06893-6

Ⅰ. R574.05

中国国家版本馆 CIP 数据核字第 2025KK1233 号

责任编辑　米宝琴
封面设计　汪如祥

书　　名　**中西医结合肛肠病临床诊疗实践**
　　　　　ZHONGXIYI JIEHE GANGCHANGBING LINCHUANG ZHENLIAO SHIJIAN
作　　者　李淑霞　主编
出版发行　兰州大学出版社　（地址：兰州市天水南路222号　730000）
电　　话　0931-8912613（总编办公室）　0931-8617156（营销中心）
网　　址　http://press.lzu.edu.cn
电子信箱　press@lzu.edu.cn
印　　刷　甘肃日报报业集团有限责任公司印务分公司
开　　本　710 mm×1020 mm　1/16
成品尺寸　170 mm×240 mm
印　　张　13.25（插页4）
字　　数　219千
版　　次　2025年5月第1版
印　　次　2025年5月第1次印刷
书　　号　ISBN 978-7-311-06893-6
定　　价　86.00元

（图书若有破损、缺页、掉页，可随时与本社联系）

前　言

肠肛为"仓廪之门户"，乃人体气血升降之枢机，其疾虽隐于幽微，却牵动着全身阴阳平衡。自古中医典籍中便有关于"痔漏""肠澼"等的详述，从《黄帝内经》提出"因而饱食，筋脉横解，肠澼为痔"的病机，到《外科正宗》系统总结肛肠诊疗方药，中医对肛肠疾病的认识已历经千载积淀，形成了"整体调治，内外结合"的独特理论体系。然当今社会，饮食不节、久坐劳形、情志失和者日众，肛肠疾患愈发常见，患者或困于隐疾难言，或惑于治法纷纭，往往承受着疾患之苦，抑或错失了治疗时机，故亟须一本融汇古今智慧、兼具学术深度与实践指导的著作，以飨患者。

本书的编纂，旨在承古拓新，架起一座连接经典理论研究与现代临床实践的桥梁。书中第一部分系统阐述肛肠疾病的中医病因病机，以"风、湿、燥、热、气虚、血瘀"为纲，剖析痔疮、肛裂、脱肛、肛痈等常见病症的辨证要点，力求让读者明辨证候本质。第二部分则聚焦甘肃省名中医张小元主任40余年的诊疗心得，内容涵盖肛肠疾病中疑难重症的诊疗思路和特色外治技法（如挂线疗法、内痔硬化剂注射术）；每一则医案皆在真实病例的基础上，详述辨证过程、方药化裁与疗效反思，既展现了中医个体化治疗的智慧，也为后学提供了可借鉴的实践范式。第三部分、第四部分则列举了围手术的并发症及临证中医经验方药。

本书的成稿，得益于多位肛肠医生的无私奉献。他们大多都长期跟随张小元主任参与门诊及手术工作，并整理提供了珍藏多年的病案手稿、经验用方和手术操作技巧。在这些资料的基础上，我们结合现代医学检查手段与疗效评价标准，对部分医案加以注解，以期在"中西医协同"的背景下，凸显中医治疗的不可替代性。

希望此书的出版能拓宽中医从业者的临证视野，点燃青年学子的学术薪火，为患者点亮一盏走出疾苦的明灯。肛肠之疾，虽为局部病变，然治之必察整体、调阴阳、顺气血，此乃中医之大道。愿读者开卷有益，以古人之智，解今时之惑；以仁术仁心，守护生命之门。

杏林圣手　肛肠名医
——记"甘肃省名中医"张小元

张小元，陕西富平人；"甘肃省名中医"，教授，甘肃中医药大学附属医院主任医师；甘肃中医药大学中医外科学硕士研究生导师，甘肃中医药大学附属医院肛肠科原主任；兼任甘肃省中西医结合学会大肠肛门病专业委员会主任委员，中国中西医结合学会大肠肛门病专业委员会委员，第六届中华中医药学会肛肠分会常务理事兼副秘书长，中国医师协会大肠肛门病委员会常务理事，甘肃省肛肠学会副主任委员、秘书长。

专研"痔"病　终成名医

1985年，张小元从甘肃中医学院本科毕业，被分配到甘肃省中医院痔瘘科，师承甘肃省痔瘘科老前辈钱秉文教授，自此开启了肛肠病中医治疗事业。为不断提高肛肠疾病的诊疗水平，1988—1989年，张小元在陕西省中医药研究院举办的中华中医药学会全国第2届肛肠医师提高班进行了为期1年的学习，值得一提的是，当年在肛肠医师提高班中学习的多位有志青年，现在都已成为各地"肛肠界"的领军人物。勤奋努力的他又先后于1990年、1991—1992年在北京肛肠医院及天津滨江医院进修学习，不断提高自己的专业能力。

1999年，甘肃中医学院附属医院（现甘肃中医药大学附属医院）将原外二科改为肛肠科，引进张小元并聘他为肛肠科主任。在他的带领下，肛肠科在2012年被甘肃省中医药管理局评为省级重点专科单位。2015年，在中华中医药学会肛肠分会年会上，他所在的科室被授予"张小元全国名中医肛肠工作室"；他也被中华中医药学会肛肠分会授予第四批

"全国中医名专家"称号，同年，被聘为甘肃中医药大学附属医院第一届中医住院医师规范化培训学员的责任导师。2016年，张小元因在运用中医药诊疗肛肠疾病方面的杰出成就，被评为"甘肃省名中医"。2019年，张小元荣获"中国西部肛肠名师"称号。2023年，甘肃省卫生健康委员会授于他所在的科室"张小元甘肃省名中医传承工作室"称号。

传承国粹　守正创新

作为一位拥有三十多年诊治肛肠疾病的专家，张小元在传统手术方式的基础上不断进行改进，使诊疗技术逐渐向着微创化发展，让患者术后的疼痛、出血、水肿、肛门失禁等并发症发生率降低，逐渐形成了一套规范化的诊疗技术，即高位复杂性肛瘘挂线根治术、肛周脓肿一次性根治术、内痔出血套扎结合硬化剂注射术、耻骨直肠肌肥厚松解术、直肠脱垂套扎术、小儿直肠脱垂注射术等。

张小元认为，中医治疗肛肠疾病疗法多、身体损伤小，可以在不大规模损伤机体原功能的情况下，使患者得到有效治疗，并且在缓解疼痛、手术预后、保健康复方面具有独特优势。因此，他非常注重发挥中医药特色诊疗肛肠疾病，坚持传承创新。他把中医技术中的艾熏、穴位按摩、拔罐、中药外敷、熏洗等运用到临床治疗，还总结归纳了肛瘘病围手术期、痔病围手术期和肛裂病围手术期的中医干预治疗，以及中药直肠滴注法治疗急慢性结直肠炎等特色优势疗法，这些疗法临床疗效显著，极大地缩短了病程，减轻了患者的病痛，受到了患者好评。

张小元还非常注重总结老中医临床经验和最新科研成果，他在充分挖掘中医药优势、总结自身临床经验的基础上，研制出了肛肠科院内制剂10余种，先后有古墨膏、大黄消痔栓、参柏洗剂、三黄膏、玉红膏、肠风散、通便胶囊、肛协一号等8种投入临床使用，产生了很大的社会效益和经济效益。

在张小元的带领下，随着一项项新技术、新疗法的不断开展，以及中医药优势的充分发挥，甘肃中医药大学附属医院肛肠科已成为省内中西医结合诊治肛肠疾病的知名科室，目前是省级重点专科和甘肃省自动痔疮套扎术培训基地。

言传身教　桃李满园

　　作为甘肃中医药大学的硕士研究生导师，张小元非常关心中医肛肠学的教育传承问题，在繁重的临床工作之余，他坚持在甘肃中医药大学讲授中医肛肠学，为甘肃省培养中医肛肠学人才贡献力量。多年来，张小元诲人不倦，倾囊相授，培育了一代又一代学生，目前，已经培养了硕士研究生20余人、师承弟子10余人，指导和培训进修学生上百名。

　　张小元带领科室每年都要开展中医药继续教育项目，他们邀请国内知名专家学者前来授课，让大量基层医务人员在治疗肛肠疾病的新技术、新疗法，以及肛肠疾病中医特色疗法等方面有所认识和提高。张小元还定期前往金昌、陇南、定西、酒泉等地医院开展查房、讲学、门诊、手术、示教等活动，足迹遍布甘肃省的各市州。

　　现如今，他虽身退行政事务，但仍躬身耕耘、艰辛探索，带领甘肃中医药大学附属医院肛肠团队继续在医疗、教学、科研中奋战着，为甘肃省中医肛肠事业的发展添砖加瓦。

李淑霞

2025年3月

目 录

第一部分　肛肠疾病概述

第一章　痔 ……………………………………………………003
　　一、内痔 ………………………………………………003
　　二、外痔 ………………………………………………013
　　三、混合痔 ……………………………………………019

第二章　肛裂 …………………………………………………022
　　一、临床表现 …………………………………………022
　　二、中医病名及经典论述 ……………………………022
　　三、中西医病因病机 …………………………………023
　　四、临床分类 …………………………………………024
　　五、鉴别诊断 …………………………………………025
　　六、治疗 ………………………………………………025
　　七、预防与调护 ………………………………………029

第三章　肛门直肠周围脓肿 …………………………………030
　　一、临床表现 …………………………………………030
　　二、中医病名及经典论述 ……………………………031
　　三、中西医病因病机 …………………………………032
　　四、临床分类 …………………………………………033
　　五、鉴别诊断 …………………………………………034
　　六、治疗 ………………………………………………035

七、预防与调护 ································ 037

第四章　肛瘘 ································ 040
　　一、临床表现 ································ 040
　　二、中医病名及经典论述 ················ 041
　　三、中西医病因病机 ····················· 042
　　四、临床分类 ································ 043
　　五、鉴别诊断 ································ 045
　　六、治疗 ···································· 046
　　七、预防与调护 ·························· 048

第五章　脱肛 ································ 051
　　一、临床表现 ································ 051
　　二、中医病名及经典论述 ················ 052
　　三、中西医病因病机 ····················· 052
　　四、临床分类 ································ 053
　　五、鉴别诊断 ································ 054
　　六、治疗 ···································· 054
　　七、预防与调护 ·························· 057

第六章　肛周坏死性筋膜炎 ·············· 059
　　一、临床表现 ································ 059
　　二、中医病名及经典论述 ················ 061
　　三、中西医病因病机 ····················· 061
　　四、临床分类 ································ 062
　　五、鉴别诊断 ································ 063
　　六、治疗 ···································· 064
　　七、预防与调护 ·························· 069

第七章　溃疡性结肠炎 ·················· 072
　　一、临床表现 ································ 072
　　二、中医病名及经典论述 ················ 073

三、中西医病因病机 ·· 074

四、临床分类 ·· 074

五、鉴别诊断 ·· 074

六、治疗 ··· 075

七、预防与调护 ·· 080

第八章　克罗恩病 ·· 082

一、临床表现 ·· 082

二、中医病名及经典论述 ··· 082

三、中西医病因病机 ·· 083

四、临床分类 ·· 083

五、鉴别诊断 ·· 085

六、治疗 ··· 086

七、预防与调护 ·· 089

第九章　直肠炎 ·· 091

一、临床表现 ·· 091

二、中医病名及经典论述 ··· 091

三、中西医病因病机 ·· 092

四、临床分类 ·· 092

五、鉴别诊断 ·· 092

六、治疗 ··· 093

七、预防与调护 ·· 095

第十章　便秘 ·· 097

一、临床表现 ·· 097

二、中医病名及经典论述 ··· 097

三、中西医病因病机 ·· 098

四、临床分类 ·· 099

五、鉴别诊断 ·· 101

六、治疗 ··· 101

七、预防与调护 ·· 106

第十一章 肛周湿疹 ···108

一、临床表现 ···108

二、中医病名及经典论述 ···108

三、中西医病因病机 ···108

四、临床分类 ···110

五、鉴别诊断 ···111

六、治疗 ···111

七、预防与调护 ···112

第十二章 肛门瘙痒症 ···113

一、临床表现 ···113

二、中医病名及经典论述 ···113

三、中西医病因病机 ···113

四、临床分类 ···114

五、鉴别诊断 ···114

六、治疗 ···115

七、预防与调护 ···117

第十三章 肛周尖锐湿疣 ···118

一、临床表现 ···118

二、中医病名及经典论述 ···118

三、中西医病因病机 ···119

四、临床分类 ···120

五、鉴别诊断 ···121

六、治疗 ···122

七、预防与调护 ···123

第十四章 息肉痔 ···125

一、临床表现 ···125

二、中医病名及经典论述 ···125

三、中西医病因病机 ···126

四、临床分类 ···127

　　五、鉴别诊断 ·················· 127

　　六、治疗 ···················· 128

　　七、预防与调护 ················ 129

第十五章　锁肛痔 ················ 131

　　一、临床表现 ················· 131

　　二、中医病名及经典论述 ··········· 131

　　三、中西医病因病机 ·············· 132

　　四、临床分类 ················· 132

　　五、鉴别诊断 ················· 133

　　六、治疗 ···················· 134

　　七、预防与调护 ················ 136

第二部分　医案集锦

第一章　混合痔 ················· 139

第二章　肛裂 ··················· 144

第三章　肛门直肠周围脓肿 ··········· 147

第四章　肛瘘 ··················· 154

第五章　直肠黏膜脱垂 ·············· 164

第六章　坏死性筋膜炎 ·············· 166

第七章　急慢性肠炎 ··············· 168

第八章　溃疡性结肠炎 ·············· 170

第九章　便秘 ··················· 172

第十章　肛周湿疹 ················ 174

第十一章　肛周瘙痒症 ·············· 176

第十二章　肛窦炎 ················ 178

第三部分　医话荟萃

肛周手术并发症及防治措施 ············ 183

　　一、疼痛 ···················· 183

　　二、出血 ···················· 185

三、排尿障碍 …………………………………………………………… 187

四、肛缘水肿 …………………………………………………………… 188

五、感染 …………………………………………………………………… 189

第四部分　经验方药

专科制剂 ……………………………………………………………… 195

一、大黄消痔栓 ………………………………………………………… 195

二、古墨膏 ……………………………………………………………… 196

三、参柏洗剂 …………………………………………………………… 197

四、通便胶囊 …………………………………………………………… 198

五、三黄膏 ……………………………………………………………… 199

六、生肌玉红膏 ………………………………………………………… 199

七、湿疹膏 ……………………………………………………………… 200

八、脱管散 ……………………………………………………………… 200

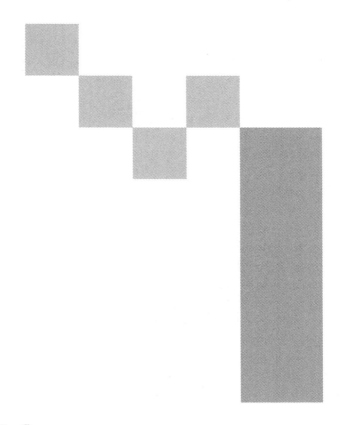

第一部分

肛肠疾病概述

第一章　痔

痔，是直肠末端黏膜下和肛管皮肤下的静脉丛发生扩张所形成的柔软静脉团，又称痔疮、痔核，以便血、脱出、肿痛为临床特点。男女老幼皆可发病，国内流行病学调查显示，痔的发病率占肛肠疾病的87.25%，居首位，因此，古有"十人九痔"之说，且多见于20岁以上的成年人。根据其发病部位的不同，临床上可分为内痔、外痔和混合痔（图1-1）。

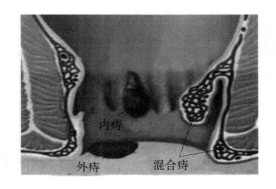

图1-1　痔的分类

一、内痔

生于肛门齿线以上，直肠末端黏膜下的静脉丛扩张、曲张所形成的柔软静脉团称为内痔。现代医学认为，内痔是盆底动力学改变、黏膜下层的纤维肌退行变性和肛垫内动静脉吻合调节障碍导致的肛垫肥大或脱垂。内痔是肛门直肠最常见的疾病，好发于截石位的3、7、11点处，通常又称为母痔，其余部位发生的内痔则称为子痔。其主要临床表现是便血、痔核脱出及肛门有不适感。

【病因病机】

陈士铎《洞天奥旨》云："痔疮生于谷道肛门之边，乃五脏七腑受湿热之毒而生者也……虽痔之形状甚多，而犯湿热则一也。"《血证论》云："魄门之病，有由中气下陷，湿热下注者；有由肺经遗热，传于大肠者；有由肾经阴虚，不能润肠者；有由肝经血热，渗漏魄门者，乃大肠之滞与各脏腑相连之义也。"《诸病源候论》云："诸痔皆由伤风，房室不慎，醉饱合（和）阴阳，致劳扰血气，而经脉流溢，渗漏肠间，冲发下部。"宋代窦汉卿《疮疡经验全书》记载："产后用力太过而生痔者。"明代薛己《薛氏医案》也有记载："痔疮之症或禀受胎毒，或母腹中受热也。""素积湿热，过食炙煿，或因久坐而血脉不行，又因七情而过伤生冷，以及担轻负重，竭力远行，气血纵横，经络交错，又或酒色过度……"此外，中医还认为痔的发生可由其他病因所致，如久站、久坐、负重远行、便秘、久咳、妊娠等。

1. 风伤肠络

风善行而数变，又多夹热，风热伤于肠络，导致血不循经而溢于脉外，所下之血色泽鲜红，下血暴急，呈喷射状。

2. 湿热下注

湿热下注多因饮食不节，恣食生冷、肥甘，伤及脾胃而滋生内湿。湿与热结，下迫大肠，导致肛门部气血纵横、经络交错而生内痔。热盛则迫血妄行，血不循经，则血下溢而便血；湿热下注大肠，肠道气机不畅，经络阻滞，则肛门内有块物脱出。

3. 气滞血瘀

气为血之帅，气行则血行，气滞则血瘀。热结肠燥，气机阻滞而运行不畅，气滞则血瘀阻于肛门，故肛门内有块物脱出，坠胀疼痛；气机不畅，统摄无力，则血不循经，导致血栓形成。

4. 脾虚气陷

老年人气虚，或妇人生育过多，及小儿久泻久痢，导致脾胃功能失常，脾虚气陷，中气不足，无力摄纳，导致痔核脱出不得回纳。气虚则无以生化，无力摄血，气虚则血虚，导致气血两虚，故下血量多而色淡。

西医对痔的病因病机的认识尚无定论，众多的临床工作者广泛探讨了痔的解剖、生理及病理特征，就其发病机制，大致可分为：①静脉曲张学说，源于古希腊的希波克拉底时期。该学说认为，痔的发病基础是静脉曲张，静脉曲张与人的直立行走关系密切，在重力的作用下，升高了痔静脉内的压力，使痔静脉丛曲张。②肛垫下移学说，1975年Thomson提出肛垫学说，认为痔区组织在肛门自制功能中具有重要作用，并将这一组织结构命名为肛垫，其组成为扩张的静脉、纤维结缔组织、黏膜下层的纤维肌等，学界遂命名为"肛管衬垫"，痔就是该结构出现了肥大、下移。③血管增生学说，该学说源于19世纪。许多研究者发现，痔是一种血管瘤样海绵状组织，提出肛肠区新血管的生成是引起痔病的重要原因。分子生物学层面的研究结果表明，痔组织的新血管生成与微小RNAs（microRNA，miRNA或miR）如3iR-412-5p和miR-4729表达下调以及血管内皮生长因子（vascular endothelial growth factor，VEGF）、纤维细胞生长因子2（fbroblast growth factor 2，FGF2）过表达有关。④感染学说，最早于20世纪60年代提出，该理论认为，痔是由静脉感染形成炎症而导致的，因肛周管壁受到反复外力的挤压摩擦，静脉壁的破坏导致直肠黏膜和肛管皮肤下静脉发生扩张及破裂，进而引起局部的小范围炎性反应。位置极为特殊的肛管，是受排泄影响最直接的器官，炎症反应持续不断地被刺激诱发，受到伤害的肛周静脉管壁修复不及时，弹性下降，回弹能力变弱使得淤积发生，血液瘀积突破失去弹性的管壁而形成痔。⑤括约肌功能下降学说，肛门括约肌功能减退，组织松弛，为了维持降低的肛管压力，痔静脉丛扩张瘀血而出现痔。⑥痔静脉泵功能下降学说，丁义山等将观察到的痔静脉丛类似凸起型微静脉的局部回流单位称为"痔静脉泵"，认为血管衬垫就是由其构成，在很多因素的影响下，泵功能会有不同程度下降，导致衬垫下移从而形成内痔。⑦直肠肛管力失衡学说，正常情况下，直肠肛管处于一种力平衡状态，使其能够保持在一个相对恒定的位置，在多种因素作用下，如果这种力平衡被破坏，就会形成痔。目前，较为认同的是"静脉曲张""血管增生""肛垫下移"三种学说。

【辨病】

1.诊断

（1）临床表现

初期常以无痛性便血为主要症状，血液与大便不相混合，多在排便时出现手纸带血、滴血或射血。出血呈间歇性，饮酒、过劳、便秘、腹泻等诱因常使症状加重，出血严重者可出现继发性贫血。随着痔核增大，在排便时可脱出，若不及时回纳可形成内痔嵌顿。患者常伴有大便秘结的症状，内痔持续脱出时有分泌物溢出，并有肛门坠胀感。

（2）专科检查

指检可触及柔软、表面光滑、无压痛的黏膜隆起，窥肛镜下可见齿线上黏膜呈半球状隆起，色暗紫或深红，表面可有糜烂或出血点。

（3）分度

目前，国内外最为常用的内痔分类方法是Goligher分类法，该方法根据痔的脱垂程度将内痔分为4度（表1-1）。

表1-1　内痔分度

分度	症状
I	大便时带血,滴血或喷射性出血,大便后出血可自行停止;无痔脱出
II	常有便血,大便时有痔脱出,大便后可自行还纳
III	偶有便血,大便或久站、咳嗽、劳累、负重时有痔脱出,需用手还纳
IV	偶有便血,痔持续性脱出或还纳后易脱出,偶伴有感染、水肿、糜烂、坏死和剧烈疼痛

（4）辅助检查

血常规检查：白细胞总数及中性粒细胞比例一般无明显变化。长期便血若不及时治疗，可引起红细胞及血红蛋白下降，甚至出现贫血。

粪便隐血试验：作为最简便廉价的筛查手段，推荐常规应用。

结肠镜检查指征：见表1-2所示。

表1-2　结肠镜指征

符合以下情况的任何1项或多项,需行结肠镜检查
1.年龄>50岁(近10年内未接受结肠镜检查)
2.有消化道症状,如便血、黏液便及腹痛
3.有不明原因贫血或体重下降
4.曾有结直肠癌病史或结直肠腺癌前疾病,如结直肠腺瘤、溃疡性结肠炎、克罗恩病、血吸虫病等
5.直系亲属有结直肠癌或结直肠息肉病史
6.有盆腔放疗史
7.粪便隐血试验结果为阳性

2.鉴别诊断

（1）直肠息肉

痔与本病的共同点是肿物脱出及便血；但本病多见于儿童，脱出物为肉红色，一般为单个，有长蒂，头圆，表面光滑，质地较痔核硬，可活动，容易出血，以便血、滴血为主，多无射血现象。

（2）肛乳头肥大

痔与本病的共同点是肿物脱出；但本病脱出物呈锥形或鼓槌状，灰白色，表面为上皮，质地较硬，一般无便血，常有疼痛或肛门坠胀，过度肥大者便后可脱出肛门外。

（3）肛裂

痔与本病的共同点是便血；但本病是大便时肛门疼痛伴出血，且疼痛呈周期性，便秘时尤甚；局部检查可见肛管部位有明显裂口，多在截石位6或12点处。

（4）直肠脱垂

痔与本病的共同点是肛内有物脱出，质地柔软；但本病的脱出呈花瓣状，色暗红；直肠黏膜的脱出呈环层状，色淡红，可伴有肛门松弛。

（5）直肠癌

痔与本病的共同点是便血；但本病是粪便中混有脓血，多为暗红色或暗紫色，常伴有黏液或腐臭的分泌物，大便变扁或变细，便次增多，里急后重；指检可触及菜花状块物，或凹凸不平的溃疡，易出血，质地坚硬，不能推动；细胞学检查或病理切片可以确诊。

【治疗】

1.辨证论治

辨证论治多适用于Ⅰ、Ⅱ期内痔，或内痔嵌顿伴有继发感染，或年老体弱者发病，或内痔兼有其他严重慢性疾病不宜手术治疗者。

根据《中医外科学》（全国中医药行业高等教育"十三五"规划教材），中医辨证可将痔分为以下四型：

（1）风伤肠络证

证候：大便带血、滴血或喷射性出血，血色鲜红，或有肛门瘙痒等；舌质红，苔薄白或薄黄，脉浮数。

治法：清热凉血祛风。

方药：凉血地黄汤加减。常用生地黄、当归尾、槐角、地榆、黄芩、黄连、升麻、荆芥、赤芍、枳壳、天花粉、生甘草，大便秘结者加槟榔、大黄等。

（2）湿热下注证

证候：便血色鲜，量较多，肛内肿物外脱，可自行回缩，肛门灼热；舌质红，苔黄腻，脉弦数。

治法：清热利湿止血。

方药：脏连丸加减。常用黄连、猪大肠。出血量多者，加地榆炭、仙鹤草等；灼热较甚者，加白头翁、秦艽等。

（3）气滞血瘀证

证候：肛内肿物脱出，甚或嵌顿，肛管紧缩，坠胀疼痛，甚则肛缘水肿，血栓形成，触痛明显；舌质红或暗红，苔白或黄，脉弦细涩。

治法：清热利湿，祛风活血。

方药：止痛如神汤加减。常用秦艽、桃仁、皂角子、苍术、防风、黄柏、当归尾、泽泻、槟榔、熟大黄。肿物紫暗明显者，加红花、牡丹皮；肿物淡红光亮者，加龙胆草、木通等。

（4）脾虚气陷证

证候：肛门松弛，痔核脱出须手法复位，便血色鲜或淡；面白少华，神疲乏力，少气懒言，纳少便溏；舌质淡，边有齿痕，苔薄白，脉弱。

治法：补中益气。

方药：补中益气汤加减。常用黄芪、人参、白术、当归、炙甘草、升麻、柴胡、陈皮。大便稍干者加肉苁蓉、火麻仁，贫血较甚时合四物汤。常用中成药有槐角丸、地榆丸、脏连丸、补中益气丸等，临床上根据辨证选择应用。

2.外治疗法

外治疗法适用于各期内痔及术后。

（1）熏洗法

以药物加水煮沸，先熏后洗，或用毛巾蘸药液趁热湿敷患处，冷则更换。具有活血止痛、收敛消肿的作用。常用五倍子汤、苦参汤等。

（2）外敷法

将药物敷于患处，具有消肿止痛、收敛止血、祛腐生肌等作用。根据病情不同可选用油膏或散剂，如九华膏、黄连膏、消痔膏（散）、五倍子散等。

（3）塞药法

将药物制成栓剂，塞入肛内。具有消肿、止痛、止血的作用。如痔疮栓等。

（4）挑治法

适用于内痔出血。其机理是疏通经络，调理气血，促使肿消痛减。常用穴位有肾俞、大肠俞、长强、上髎、中髎、次髎、下髎等，一般挑治1次即可见效，必要时可隔10日再挑治1次。

（5）枯痔法

枯痔法即以药物如枯痔散、灰皂散敷于Ⅱ、Ⅲ期脱出肛外的内核的表面，具有强腐蚀作用，能使痔核干枯坏死，达到痔核脱落痊愈的目的。此法目前已少采用。

3.其他疗法

（1）注射疗法

注射疗法是目前治疗内痔的常用方法，按其所起的作用不同，分硬化萎缩和坏死枯脱两种方法。由于坏死枯脱疗法术后常有大出血、感染、直肠狭窄等并发症，故目前国内外普遍应用的都是硬化萎缩疗法（图1-2）。

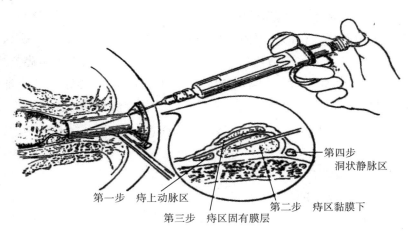

第四步
洞状静脉区

第一步　痔上动脉区

第二步　痔区黏膜下

第三步　痔区固有膜层

图1-2　内痔硬化萎缩注射法

适应证：Ⅰ、Ⅱ、Ⅲ期内痔；内痔兼有贫血；混合痔的内痔部分。

禁忌证：Ⅳ期内痔；外痔；内痔伴肛门周围急、慢性炎症或腹泻；

内痔伴有严重肺结核或高血压、肝、肾疾病及血液病；因腹腔肿瘤引起的内痔和妊娠期妇女。

常用药物：消痔灵注射液、聚桂醇注射液、芍倍注射液等。

操作方法：腰俞穴麻醉或局部麻醉后，取侧卧位或截石位，肛门部位常规消毒，在肛镜直视下局部常规再次消毒，以10 mL针管（5号针头）抽取1∶1浓度（即消痔灵注射液用1%利多卡因液稀释1倍）消痔灵注射液10 mL，于痔核上距齿线0.5 cm处的黏膜下层，针头斜向15°进行注射，每个痔核注射1～3 mL，注入药量多少以痔核弥漫肿胀为度，总量不超过30 mL。注射完毕，术者用示指轻轻按摩注射部分，使药液扩散，防止硬结形成。肛管内放入凡士林纱条，外盖纱布，胶布固定。

注意事项：注射时必须严格消毒，每次注射都须再次消毒；必须用5号针头进行注射，否则针孔大，易出血；进针后应先做回血试验，注射药液宜缓缓进行；进针的针头勿向痔核内各方向乱刺，以免过多损伤痔内血管而引起出血，致使痔核肿大，增加局部的液体渗出，延长痔核的枯脱时间；注意勿使药液注入外痔区，或因注射位置过低而使药液向肛管扩散，造成肛门周围水肿和疼痛；操作时应先注射小的痔核，再注射大的痔核，以免小痔核被大痔核挤压、遮盖，从而增加操作的难度。

（2）结扎疗法

结扎疗法是中医传统的外治法，除丝线结扎外，也可用药制丝线、纸裹药线缠扎痔核根部，以阻断痔核的气血流通，使痔核坏死脱落，遗留创面修复自愈。关于结扎疗法治疗痔疮，早在宋代《太平圣惠方》中就有记载："用蜘蛛丝，缠系痔鼠乳头，不觉自落。"由于其适应证广、操作简单、远期疗效比较理想，所以目前结扎疗法是治疗内痔较广泛使用的方法之一。临床上常用的方法有单纯结扎法、贯穿结扎法和胶圈套扎法。

①单纯结扎法

适应证：Ⅰ、Ⅱ期内痔。

禁忌证：肛门周围有急性脓肿或湿疮者；内痔伴有痢疾或腹泻者；因腹腔肿瘤引起的内痔者；内痔伴有严重肺结核、高血压，以及肝、肾脏疾病或血液病的患者；临产期孕妇。

术前准备：用等渗盐水或1%软皂水300 mL清洁灌肠，如在门诊手术者，嘱先排空大便；肛门周围剃毛，并用1∶5000高锰酸钾溶液冲洗、拭净。

操作方法：患者取侧卧位（患侧在下）或截石位，尽量暴露臀部，局部或腰俞麻醉后肛管及直肠下段常规消毒，再用双手示指扩肛，使痔核暴露；用弯血管钳夹住痔核基底部，左手向肛外同一方向牵引，并在齿线下方剪一小口，用10号丝线在止血钳下方剪口处结扎，同法处理其他部位的痔。术后肛内纳入痔疮栓1枚或九华膏、红油膏适量，纱布覆盖，胶布固定。

②贯穿结扎法

适应证：Ⅱ、Ⅲ期内痔，对纤维型内痔更为适宜。

禁忌证：同单纯结扎法。

术前准备：同单纯结扎法。

操作方法：基本同单纯结扎法。用弯血管钳夹住痔核基底部，左手向肛外同一方向牵引，右手用持针钳夹住已穿有丝线的缝针，将双线从痔核基底部中央稍偏上穿过；将已贯穿痔核的双线交叉放置，并用剪刀沿齿线剪一浅表裂缝，再分段进行"8"字形结扎或做"回"字形结扎；结扎完毕后，用弯血管钳挤压被结扎的痔核，也可在被结扎的痔核内注射6%的明矾溶液，以加速痔核坏死；最后将存留在肛外的线端剪去，再将痔核送回肛内，术后肛内纳入痔疮栓1枚或挤入九华膏、红油膏适量，纱布覆盖，胶布固定。

环形内痔采取分段结扎，先将环形内痔划分为几个痔块，在所划分的痔块的一侧，用两把止血钳夹起黏膜，于中间剪开，同法处理痔块的对侧，然后用止血钳将痔块基底夹住，同时去掉痔块两侧的止血钳，于齿线附近开一小口，用圆针丝线贯穿"8"字结扎。同法处理其他痔块。

注意事项：结扎内痔时，宜先结扎小的痔核，后结扎大的痔核；缝针穿过痔核基底部时，不可穿入肌层，否则结扎后可引起肌层坏死或并发肛门直肠周围胀肿；结扎术后当天不要解大便，若便后痔核脱出，应立即将痔核送回肛内，以免发生水肿，加剧疼痛反应；结扎后的7～9天为痔核脱落阶段，嘱患者减少行动，大便时不宜用力努挣，以避免术后大出血。

③胶圈套扎法

本法是通过器械将小乳胶圈套入痔核根部，利用胶圈较强的弹性阻止血液循环，促使痔核缺血、坏死、脱落，从而治愈内痔（图1-3）。

适应证：Ⅱ、Ⅲ期内痔及混合痔的内痔部分。

禁忌证：同单纯结扎法。

应用器械：斜面肛门镜、组织钳、胶圈套扎器。

操作方法：让患者排便后，取膝胸位或侧卧位；先做直肠指诊，以排除其他病变；插入肛门镜，检查痔核位置及数目，选定套扎部位；使用长棉签清洁套扎部位，常规消毒手术视野，充分暴露痔核区，由助手固定肛门镜，术者左手持套扎器套住痔核，右手持组织钳，经套扎圈钳夹痔核根部，将痔核牵拉入套扎器内，按压套扎器柄，使套圈的外套向痔核根部移动。将胶圈推出扎到痔核根部，然后松开组织钳，与套扎器一并取出，最后退出肛门镜。术后处理同单纯结扎法。

另外，痔的治疗还有坏死枯脱注射法、插药疗法（即枯痔钉疗法）、铜离子电化学疗法、低温电凝技术、痔环切术、痔上黏膜环切术（即PPH术，图1-4）、痔动脉瘤结扎术（即HAL术）、痔上黏膜选择性切除术（即TST术）、重度环形混合痔的分段结扎、括约肌松解术等。

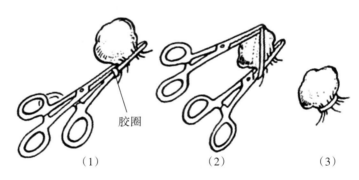

（1）　　　　　　　（2）　　　　　　　（3）

图1-3　胶圈套扎法

（3）术后常见反应及处理方法

①疼痛

术后用0.75%的罗哌卡因5 mL+生理盐水5 mL+亚甲蓝注射液2 mL，在肛周皮下点状注射，或肛内纳入吲哚美辛栓（消炎痛栓）1枚。

②小便困难

应消除患者的精神紧张；下腹部热敷或针刺三阴交、关元、中极等穴位，留针15～30分钟；或用1%的利多卡因10 mL长强穴封闭；因肛门敷料过多或压迫过紧引起者，可适当放松敷料；必要时采用导尿术。

③出血

内痔结扎不牢而脱落，或内痔枯萎脱落时可出现创面出血，甚至小动脉出血。对于创面渗血，可用凡士林纱条填塞压迫，或用桃花散外敷；对于小动脉出血，必须显露出血点，进行缝合结扎，以彻底止血；如出血过多、面色苍白、血压下降者，给予快速补液、输血、抗休克等治疗。

④发热

一般因组织坏死、吸收而引起的发热不超过38℃，除加强观察外，不须特殊处理，局部感染引起的可应用清热解毒药或抗生素等治疗。

⑤水肿

以芒硝30 g煎水熏洗，每日1～2次，或用五倍子汤或苦参汤加减熏洗，再外敷消痔膏，也可用热水袋外敷。

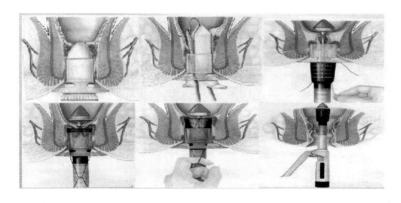

图1-4　PPH术

【预防与调护】

（1）养成每天定时排便的良好习惯，防止便秘，蹲厕时间不宜过长，以免肛门部位瘀血。

（2）注意饮食调和，多喝开水，多食蔬菜，少食辛辣食物。

（3）避免久坐久立，进行适当的活动或定时做肛门括约肌运动。

（4）发生内痔时应及时治疗，防止病情进一步发展。

二、外痔

外痔是指发生于肛管齿线之下的痔。多由肛缘皮肤感染，或痔外静脉丛破裂出血，或反复感染、结缔组织增生，或痔外静脉丛扩大曲张而成。其特点是自觉肛门坠胀、疼痛，有异物，由于临床症状、病理特点及过程不同，可分为炎性外痔、血栓性外痔、结缔组织性外痔、静脉曲张性外痔4种。

（一）炎性外痔

由于肛缘皮肤破损或感染，使其局部产生红肿、疼痛的症状，称为炎性外痔。

【病因病机】

饮食不节，醉饱无时，恣食肥腻，过食辛辣，内蕴热毒，外伤风湿或破损染毒，以致气血、湿热结聚肛门，充突为痔。

【辨病】

1.诊断

多因过食辛辣、饮烈性酒、腹泻、便秘、手术等因素而诱发。起病时肛缘皮肤突然肿胀疼痛，伴肛门异物感，有排便、坐位、行走甚至咳嗽等动作时均会加重疼痛。检查可见肛缘皮肤肿胀明显、光亮、色淡红或淡白，触痛明显，内无硬结。

2.鉴别诊断

（1）血栓性外痔

大多发生于肛门左右两侧，突然肿起，形如葡萄，色呈青紫，按之坚硬光滑，疼痛较剧烈，痔体不随腹压增加而增大。

（2）结缔组织性外痔

结缔组织性外痔为肛门缘松皮样赘生物，按之质地较软，无疼痛，排便及腹压增加时赘生物无变化。

【治疗】

早期以清热解毒消肿为主，内治、外治相结合。

1.辨证论治

湿热蕴结证。

证候：肛缘肿物肿胀、疼痛，咳嗽、行走、坐位均可使疼痛加重；便干，溲赤；舌质红，苔薄黄或黄腻，脉滑数或浮数。

治法：清热、祛风、利湿。

方药：止痛如神汤加减。常用秦艽、桃仁、皂角子、苍术、防风、黄柏、当归尾、泽泻、槟榔、熟大黄。便秘者加大黄、槟榔等；溲赤者加木通、滑石等。

2.外治疗法

（1）熏洗法

以药物加水煮沸，先熏后洗，或用毛巾蘸药液趁热湿敷患处，冷则更换。

熏洗法具有活血止痛、收敛消肿的作用。常用药物如五倍子汤、苦参汤等。

（2）外敷法

将药物敷于患处，具有消肿止痛、收敛止血、祛腐生肌等作用。常用药物如九华膏、黄连膏、消痔膏（散）等。

3.其他疗法

（1）远红外线、微波或超短波治疗。

（2）外痔反复发炎或痔体较大影响行走者，可考虑手术治疗，可采用外痔切除术。

①适应证

外痔反复发炎，痔体较大影响行走者。

②操作方法

取患者截石位或侧卧位，局麻或腰俞麻醉，局部常规消毒。用组织钳提起外痔组织，以剪刀环绕其痔根四周做一梭形切口，切口上端向肛管，将痔体由括约肌浅面分离，切除痔组织，结扎出血点，修剪皮缘，外敷桃花散或云南白药，凡士林纱条覆盖，无菌纱布包扎。每次便后用苦参汤或五倍子汤坐浴，创面外敷红油膏或黄连膏，直至痊愈。

（二）血栓性外痔

血栓性外痔是指痔外静脉破裂出血，血液凝结于皮下，血栓形成而致的圆形肿物。其特点是肛门部位突然剧烈疼痛，并有暗紫色肿块。

【病因病机】

内热血燥，或便时努挣，或用力负重，致使肛缘皮下的痔外静脉破裂，血溢脉外，淤积皮下而致血栓形成。

【辨病】

1.诊断

该病好发于干燥季节，患者以中年男子占多数，病前有便秘、饮酒或用力负重等诱因。起病时肛门部位突然剧烈疼痛，肛门缘截石位3点、9点处可见暗紫色圆球形肿块，排便、坐下、走路，甚至咳嗽等动作时均可加重疼痛。检查可见在肛缘皮肤表面隆起一暗紫色圆形结节，界线清楚，质地韧，可移动，触痛明显。

2. 鉴别诊断

（1）Ⅳ期内痔（嵌顿性内痔）

齿线上内痔脱出、嵌顿，疼痛时间较长，皮瓣水肿，消退缓慢，表面糜烂，伴感染时有分泌物和臭味。

（2）静脉曲张性外痔

痔外静脉丛发生扩大、曲张、瘀血，使肛缘皮肤一部分形成圆形或椭圆形的柔软团块，痔体可随腹压增加而增大，一般无疼痛。

【治疗】

血栓较小者可给予外治疗法，佐以内治；血栓较大者可手术剥离治疗。

1. 辨证论治

血热瘀阻证。

证候：肛缘肿物突起，肿痛剧烈难忍，肛门坠胀疼痛，局部可触及硬结节，其色暗紫；伴便秘，口渴，烦热；舌紫，苔淡黄，脉弦涩。

治法：清热凉血，消肿止痛。

方药：凉血地黄汤加减。常用生地黄、当归尾、槐角、地榆、黄芩、黄连、升麻、荆芥、赤芍、枳壳、天花粉、生甘草。肿块较硬时，可加桃仁、红花；便秘时，加大黄、槟榔。

2. 外治疗法

（1）熏洗法

同炎性外痔。

（2）外敷法

同炎性外痔。

3. 其他疗法

可采用血栓剥离术，具体方法为：

（1）适应证

血栓性外痔较大，血块不易吸收，局部水肿者。

（2）操作方法

患者侧卧，病侧在下方，局部常规消毒。局部麻醉后，在肿块中央做放射状或梭形切口，用止血钳将血块分离并摘除，然后修剪伤口两侧皮瓣，使创口引流通畅，术后用凡士林纱条嵌入创口，外盖无菌纱布，胶布固定。每次便后坐浴并常规换药，直至痊愈。

（三）结缔组织性外痔

结缔组织性外痔是由急、慢性炎症反复刺激，使肛缘的皮肤增生、肥大而成，痔内无曲张静脉丛。肛门有异物感为其主要症状。

【病因病机】

炎性外痔、血栓性外痔、陈旧性肛裂、湿疹等反复发作，或内痔反复脱垂，或妊娠分娩，负重努挣，导致邪毒外侵，湿热下注，使局部气血运行不畅，筋脉阻滞，瘀结不散，日久结缔组织增生肥大，结为皮赘。

【辨病】

1.诊断

肛门边缘处赘生皮瓣，逐渐增大，质地柔软，一般无疼痛，不带血，仅觉肛门有异物感，偶有染毒而肿胀时才觉疼痛，肿胀消失后赘皮依然存在。发生于截石位6点、12点处的外痔，常由肛裂引起；发生于3点、7点、11点处的外痔，多伴有内痔；呈环状或花冠状的外痔，多发生于经产妇。

2.鉴别诊断

（1）血栓性外痔

血栓性外痔多发生于肛门左右两侧，突然肿起，形如葡萄，色青紫，按之较硬，光滑，疼痛剧烈。

（2）静脉曲张性外痔

肛缘齿线下静脉曲张，触之柔软，在腹压增加时肿块随之增大，便后或经按摩后肿块体积可缩小。

【治疗】

无临床症状者不需要内治与外治，只有反复发炎、肿胀明显时才考虑手术治疗。

当外痔染毒发炎肿痛时，可采用熏洗法，如苦参汤加减，或外敷消痔膏、黄连膏等。具体参见炎性外痔外治法。

对反复发生炎症或赘皮较大、影响清洁卫生者，可考虑手术治疗。外痔切除术操作方法参见炎性外痔。

（四）静脉曲张性外痔

静脉曲张性外痔是痔外静脉丛发生扩大、曲张，在肛缘形成圆形或椭圆形的柔软团块，以坠胀不适感为主要表现。

【病因病机】

多因Ⅱ、Ⅲ期内痔反复脱出，或妊娠分娩，负重努挣，腹压增加，致使筋脉横解，瘀结不散而成。若湿与热结聚于肛门，则肿胀疼痛。

【辨病】

1.诊断

静脉曲张性外痔发生于肛管齿线以下，局部有圆形或椭圆形肿物，触之柔软，平时不明显，在排便或下蹲等腹压增加时肿物体积增大，并呈暗紫色，便后或经按摩后肿物体积缩小变软。一般无疼痛，仅有坠胀不适感。若便后肿物不缩小，可致周围组织水肿而引起疼痛。有静脉曲张性外痔的患者多伴发内痔。

2.鉴别诊断

参见炎性外痔。

【治疗】

无临床症状者不需要内治与外治。若有破损染毒、继发感染者可考虑对症治疗。

1.辨证论治

一般不需要内治，若有破损染毒者可按下述证型治疗。

湿热下注证

证候：便后肛门缘肿物隆起不缩小，坠胀感明显，甚则灼热疼痛或有滋水；便干，溲赤；舌红，苔黄腻，脉滑数。

治法：清热利湿，活血散瘀。

方药：萆薢化毒汤合活血散瘀汤加减。常用萆薢、当归尾、牡丹皮、牛膝、防己、木瓜、薏苡仁、秦艽、赤芍、桃仁、大黄、川芎、苏木、枳壳、瓜蒌仁、槟榔。

2.外治疗法

肿胀明显时，可用苦参汤熏洗，黄连膏外敷。具体参见炎性外痔外治法。

3.其他疗法

患者想彻底治疗时，应做静脉丛剥离切除术。

（1）适应证

单纯性静脉曲张性外痔，静脉曲张性混合痔的外痔部分。

（2）操作方法

取患者截石位或侧卧位，局麻或腰俞麻醉，局部常规消毒，用组织钳提起外痔组织，以剪刀环绕其痔根四周做一梭形切口，切口上端必须指向肛门中心呈放射状，再用剪刀分离皮下曲张的静脉丛，将皮肤连同皮下组织一并切除。术后用凡士林纱条填嵌创面引流。每次便后用苦参汤或五倍子汤坐浴，创面外敷红油膏或黄连膏，无菌纱布包扎至痊愈。

三、混合痔

混合痔是指内外痔静脉丛曲张，相互沟通吻合，使内痔部分和外痔部分形成一整体者。其临床表现具有内痔、外痔的双重症状。

【病因病机】

多因Ⅱ、Ⅲ期内痔反复脱出，或妊娠分娩，负重努挣，腹压增加，致使筋脉横解，瘀结不散而成。

【辨病】

1.诊断

大便时滴血或射血，量或多或少，色鲜，便时常有肿物脱出，能自行回纳或须用手法复位，若合并染毒则可发生嵌顿肿痛。检查可见多发生于肛门截石位3点、7点、11点位处，以11点处最多见，内、外痔相连，无明显分界。

2.鉴别诊断

与内痔、外痔相鉴别。

【治疗】

1. 辨证论治

参见内痔辨证论治。

2. 外治疗法

参见内、外痔外治法。

3. 其他疗法

必要时可选用外痔剥离术、内痔结扎术。

操作方法（图1-5）：取患者侧卧位或截石位，局部常规消毒，局部浸润麻醉或腰俞穴麻醉。将混合痔充分暴露，在其外痔部分做"V"字形皮肤切口，用剪刀锐性剥离外痔皮下静脉丛至齿线处，然后用弯形血管钳夹住被剥离的外痔静脉丛和内痔基底部，在内痔基底正中用圆针粗丝线贯穿做"8"字形结扎，距结扎线1 cm处剪去"V"字形皮肤切口内的静脉丛，使其在肛门部位呈一放射状伤口。同法处理其他痔核后，创面用红油膏纱布掺桃花散或云南白药引流，外用纱布敷盖，胶布固定。术后当天限制排便，每次便后用苦参汤或五倍子汤或温开水坐浴，纳入痔疮栓1枚，外敷黄连膏，直至痊愈。

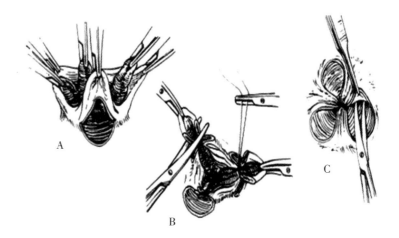

图1-5　混合痔外剥内扎术

若混合痔的外痔静脉丛不明显时，可在外痔中间做一放射状切口，然后用剪刀锐性剥离静脉丛，修剪两侧皮瓣，使之成一小"V"字形切口。外痔剥离时要选好切口，照顾外痔部分的整体关系，手术中注意保留适当的黏膜和皮肤，以防术后肛门直肠狭窄。术后处理参见内痔贯穿结扎法。

【预防与调护】

（1）保持大便通畅，养成每天定时排便的习惯，蹲厕时间不宜过长。

（2）避免久坐久立，负重远行。

（3）保持肛门局部干净，防止便秘或腹泻的发生。

（4）饮食宜清淡，多喝水，多食蔬菜水果，忌食辛辣刺激性食物。

（5）进行适当的活动和肛门功能锻炼。有痔核脱出时应及时复位，可用热敷、卧床休息、外涂润滑剂、提肛等方法。便血量较多时应停止排便，可用棉球填塞压迫止血，出血不止或复位困难者应及时到医院诊治。

参考文献

[1]任东林.中国痔病诊疗指南（2020）[J].结直肠肛门外科,2020,26(05)：519-533.

[2]刘琴,唐智军.《外科正宗·痔疮论第三十》治痔探析[J].亚太传统医药,2021,17(04)：3.

[3]吴锋.《四圣心源》阴阳升降理论及其对痔病病机的认识[J].中国中医药现代远程教育,2019,17(19)：3.

[4]周蒙恩,郭修田,王琛,等.陆金根治疗痔出血的临床经验[J].上海中医药杂志,2023,57(06)：72-74.

[5]杨亦婷,陆炳楠,刘赛靓,等.痔发病机制的分子生物学研究进展[J].中国普外基础与临床杂志,2022,29(10)：1390-1394.

[6]王海云.古墨膏联合肛协Ⅰ号治疗嵌顿痔的临床观察[D].兰州：甘肃中医药大学,2018.

[7]MADIGAN M R.Surgery of the anus,rectum and colon：5th edn[J].J R Soc Med,1984,77(9)：808.

[8]李兆申,金震东,令狐恩强.中国早期结直肠癌筛查流程专家共识意见（2019,上海）[J].中华健康管理学杂志,2019(5)：376-386.

[9]陈红风.中医外科学[M].新世纪4版.北京：中国中医药出版社,2016.

第二章 肛裂

　　肛管皮肤全层裂开并形成感染性溃疡，称为肛裂。中医学将本病称为"钩肠痔""裂痔""裂肛痔""脉痔"等。其临床特点是肛门周期性疼痛、出血、便秘。本病多见于20～40岁的青壮年，好发于截石位6点、12点处，而发于12点处的又多见于女性。在肛门疾病中，其发病率仅次于痔。

一、临床表现

　　排便时疼痛，呈阵发性刀割样疼痛或灼痛，排便后数分钟到十余分钟内疼痛减轻或消失，称为疼痛间歇期。随后又因括约肌持续性痉挛而剧烈疼痛，往往持续数小时方能逐渐缓解。病情严重时，咳嗽、打喷嚏都可引起疼痛，并向骨盆及下肢散发。同时可见大便时出血，一般为滴血，少量或仅附着于粪便表面。患者常有习惯性便秘，干燥粪便常使肛门皮肤撕裂而引起肛裂，又因恐惧大便时的肛裂疼痛而不愿定时排便，产生"惧便感"，使便秘加重，形成恶性循环。

二、中医病名及经典论述

　　中医学将本病称为"钩肠痔""裂痔""裂肛痔""脉痔"等。《外科大成·痔疮》云："钩肠痔，肛门内外有痔，折缝破裂，便如羊粪，便后出血，秽臭大痛。"《诸病源候论》中亦载："肛边生疮，痒而复痛，出血者，脉痔也。"

三、中西医病因病机

（一）中医病因病机

中医认为本病多因阴虚津液不足或脏腑热结肠燥，而致大便秘结，粪便粗硬，排便努挣，使肛门皮肤裂伤，湿热蕴阻，染毒而成。《医宗金鉴·外科心法要诀》曰："肛门围绕、折纹破裂、便结者，火燥也。"

血热肠燥：常因饮食不节，恣饮醇酒，过食辛辣厚味，以致燥热内结，耗伤津液，无以下润大肠，则大便干结；临厕努挣，使肛门裂伤而致便血等。

阴虚津亏：素有血虚，血虚津乏生燥，肠道失于濡润，可致大便干燥，损伤肛门而致肛裂；阴血亏虚则生肌迟缓，疮口不易愈合。

气滞血瘀：气为血之帅，气行则血行，气滞则血瘀。结肠燥热，气机阻滞而运行不畅，气滞则血瘀阻于肛门，使肛门紧缩，便后肛门刺痛明显。

（二）西医病因病机

西医认为本病是由多因素、多机制相互影响的结果，具体机制暂不明确，多数学者认为肛裂是肛门内括约肌处于痉挛状态，导致肛周血运不佳，进一步形成了缺血、痉挛、再缺血的恶性循环，又因肛门后侧肌群较为薄弱，最终导致肛管或肛缘的皮肤裂开，形成纵向椭圆形或梭形的缺血性溃疡。

括约肌痉挛：肛门内括约肌是直肠环肌延续到肛管后部变宽增厚形成的椭圆形的平滑肌，张力较高，可因精神高度紧张、一氧化氮代谢紊乱等产生持续的痉挛。据张书信报道，肛门内括约肌痉挛会使肛管内压力增高，压迫血管而形成缺血，使创面不能愈合。

解剖学因素：直肠末端自后方向前与肛管相连，排便时肛管后壁需要承受更大的压力，且肛管后方多为韧带组织，血供差、弹性弱，容易损伤，一旦损伤后又因血供差不易修复，久而不愈形成溃疡而成肛裂。因后侧肌群较为薄弱且血供较少，裂口有90%可能位于肛管的后正中线上。

局部损伤：是形成肛裂的直接原因。若大便太过干结、异物入肛或排便过于用力，都能在一定程度上对肛管皮肤造成损伤，继而发生感染，形成肛裂。产妇分娩亦是发生肛裂的重要因素。

感染：局部感染被认为是形成慢性肛裂的主要因素。感染多继发于肛门其他感染性疾病，如肛门湿疹、肛窦炎、肛乳头炎、直肠炎等慢性炎症，炎症的反复刺激会引起肛管皮肤变性、增生，弹性降低，脆性增加，排便时更易损伤。

肛管狭窄：先天畸形、后天外伤或手术都可造成肛管狭窄，当大便干结时容易造成肛管的皮肤撕裂损伤，形成溃疡乃至肛裂。

四、临床分类

（一）中医分型

观其舌脉，整体辨证，中医将本病分为以下三种证型：

1.血热肠燥证

大便两三日一行，质干硬，便时肛门疼痛、滴血或手纸染血，裂口，色红；腹部胀满，溲黄；舌偏红，脉弦数。

2.阴虚津亏证

大便干结，数日一行，便时疼痛，点滴下血，裂口深红；口干咽燥，五心烦热；舌红，苔少或无苔，脉细数。

3.气滞血瘀证

肛门刺痛明显，便时便后尤甚，肛门紧缩，裂口色紫暗；舌紫暗，脉弦或涩。

（二）西医分期

根据不同病程及局部表现，西医将肛裂分为以下两期：

1.早期肛裂

发病时间较短，仅在肛管皮肤上见一小的梭形溃疡，创面浅而色鲜红，边缘整齐，有弹性。

2.陈旧性肛裂

病程较长，反复发作，溃疡色淡白，底深，边缘呈"缸口"状增厚，底部形成平整较硬的灰白组织。由于裂口周围组织的慢性炎症，常可伴发结缔组织性外痔（又称赘皮痔）、单口内瘘、肛乳头肥大、肛窦炎、肛乳头炎等。因此，裂口、灰白组织、结缔组织性外痔、肥大乳头、单口内瘘、肛窦炎、肛乳头炎等局部的病理改变，均呈现陈旧性肛裂的特征。

五、鉴别诊断

1. 结核性溃疡

溃疡的形状不规则，溃疡面可见干酪样坏死物，疼痛不明显，无裂痔，出血量少，多有结核病史。

2. 肛门皲裂

由肛门湿疹、肛门瘙痒等继发，裂口多发，位置不定，一般较表浅，疼痛轻，出血少，无赘皮外痔和肛乳头肥大等并发症。

3. 梅毒性溃疡

多有性病史，溃疡不痛，位于肛门侧面，对触诊不敏感。溃疡呈圆形或梭形，微微隆起，较硬，有少量分泌物，可伴有双侧腹股沟淋巴结肿大。

六、治疗

（一）中医治疗

1. 中药内服

（1）血热肠燥证

证候：大便两三日一行，质干硬，便时肛门疼痛、滴血或手纸染血，裂口色红；腹部胀满，溲黄；舌偏红，脉弦数。

治法：清热润肠通便。

方药：凉血地黄汤合脾约麻仁丸加减。方药常用生地黄、当归尾、地榆、槐角、黄连、天花粉、生甘草、升麻、赤芍、枳壳、黄芩、荆芥、大黄、厚朴、杏仁、白芍、麻子仁。出血较多者，加侧柏炭；大便干硬者，加番泻叶。

（2）阴虚津亏证

证候：大便干结，数日一行，便时疼痛，点滴下血，裂口深红；口干咽燥，五心烦热；舌红，苔少或无苔，脉细数。

治法：养阴清热润肠。

方药：润肠汤加减。方药常用当归、甘草、生地黄、麻子仁、桃仁。便干者，加肉苁蓉；口干较甚者，加天花粉、石斛。

（3）气滞血瘀证

证候：肛门刺痛明显，便时便后尤甚，肛门紧缩，裂口色紫暗；舌紫暗，脉弦或涩。

治法：理气活血，润肠通便。

方药：六磨汤加减。方药常用大黄、槟榔、沉香、木香、乌药、枳壳等。疼痛剧烈者，加红花、桃仁、赤芍等。

2.中药外用

（1）熏洗法

《黄帝内经》中有记载："其有邪者，渍形以为汗。"中药熏洗疗法是将中药水煎或用开水冲泡后，利用蒸气熏蒸患处，熏蒸后再将患处进行洗浴的一种治疗方法，可以使邪气通过汗液往外排泄。每次便后用苦参汤或花椒食盐水坐浴，具有促进血液循环、保持局部清洁、减少刺激的作用。

（2）外敷法

坐浴后用生肌玉红膏蘸生肌散涂于裂口，每天1～2次。具有活血祛腐、解毒镇痛、润肤生肌等作用。陈旧性肛裂可用七三丹或枯痔散等腐蚀药涂于裂口，两三天腐脱后，再改用生肌白玉膏或生肌散收口。

（3）栓剂纳肛

栓剂纳肛是将中药制成栓剂后，塞入肛内发挥作用。不同的栓剂可在体温的作用下自行融化，不仅可以减少对胃黏膜和肠道的刺激，且直接作用于病变部位黏膜和保护创面，还可以延缓药物的作用时间。临床上常用的中药栓剂有普济痔疮栓、九华痔疮栓等，主要起着清热解毒、消肿止痛、活血生肌的作用。

3.针灸疗法

关于针灸治疗痔病的记载最早可见于皇甫谧的《针灸甲乙经》："痔痛，攒竹主之；痔，会阴主之……痔篡痛，承筋主之。"针灸疗法是中医外治法中的一种特色疗法，在辨证论治和整体观念的理论指导下，结合四诊合参、八纲气血辨证、经络理论和脏腑理论，确定证型后选取相应配穴组成处方，促使气血经络通达，脏腑阴阳调和，以达到扶正祛邪、补虚泻实的目的。对痔病进行针灸治疗，刺激机体经气，调和脏腑阴阳，补虚泻实，促进肛周的气血运行、阳气振奋，从而改善肛周血运，加快炎症消退，同时还能提高机体免疫力。

（二）西医治疗

1.基础治疗

根据《肛裂临床诊治中国专家共识（2021版）》，基础治疗被设为推荐级别，包括生活方式的调整、软化大便药物的使用以及温水坐浴等。适当地调整饮食结构，通过多摄取水果、蔬菜、含有膳食纤维的食物和足够多的水分，可以有效地改善便秘情况，减少对肛裂创面的刺激。

2.药物治疗

（1）有机硝酸盐

硝酸甘油软膏作为治疗肛裂的一线药物，可以促进创面释放抑制性神经递质NO，使肛门内括约肌松弛，扩张局部毛细血管，加速局部血液循环，促进创面愈合。

（2）钙离子通道阻滞剂

钙离子可引起平滑肌的收缩，而肛门内括约肌由平滑肌构成，故钙离子通道阻滞剂（如地尔疏草、硝苯地平）可有效地缓解内括约肌痉挛，改善症状。

（3）表皮生长因子

表皮生长因子能促进多类表皮细胞群和组织生长。

（4）神经毒素

神经毒素适用于初期肛裂，将肉毒杆菌毒素注入肛管括约肌能治疗肛裂，其作用机制是阻止乙酰胆碱释放，阻滞外周神经，缓解肛门括约肌痉挛，降低肛门压，扩张血管，改善局部血运，促进裂口愈合。使用肉毒杆菌毒素费用较高，且注射肉毒杆菌毒素可能会导致坏死性筋膜炎、肉毒杆菌中毒等，所以它一般不作为肛裂治疗的一线用药。

（5）口服泻药

口服泻药主要适用于早期肛裂，通过口服泻药来软化大便，减少干硬的大便对肛裂创面的刺激。常用药物有复方聚乙二醇、乳果糖、液体石蜡等。

3.封闭法

于长强穴用0.5%～1%的普鲁卡因或1%的利多卡因做扇形注射，隔天1次，5次为1个疗程；亦可于裂口基底部注入长效止痛液或复方亚甲蓝溶液3～5 mL，每周1次。

4.手术

陈旧性肛裂和非手术疗法治疗无效的早期肛裂，可考虑手术治疗，并根据不同情况选择不同的手术方法。

（1）扩肛疗法

适应证：适用于早期肛裂，无结缔组织外痔及肛乳头肥大等并发症。

操作方法：取患者截石位或侧卧位，在局麻或腰俞麻醉下，肛内常规消毒，术者戴无菌手套，并将双手示指和中指涂上润滑剂，先用右手示指插入肛内，再插入左手示指，两手腕部交叉，两手示指掌侧向外侧扩张肛管，以后逐渐伸入两中指，持续扩张肛管3～4分钟，使肛管内外括约肌松弛，切忌用暴力快速扩张肛管，以免撕裂黏膜和皮肤。术后，每次便后用温水或苦参汤或1：5000高锰酸钾溶液坐浴，肛内纳入痔疮栓1枚或注入九华膏适量，外盖纱布，胶布固定。

（2）切除疗法

适应证：适用于陈旧性肛裂，伴有结缔组织性外痔、肛乳头肥大等。

操作方法：取患者侧卧位或截石位，在局麻或腰俞麻醉下，肛内常规消毒，在肛裂正中纵向口，上至齿线，切断栉膜带及部分内括约肌环形纤维，下端向下适当延长，切断部分外括约肌皮下部纤维，使引流通畅；同时将赘皮外痔、肥大肛乳头等一并切除，修剪溃疡边缘发硬的瘢痕组织，形成一底小顶大的"V"字形开放创口，用红油膏纱条嵌压疮面，再用纱布覆盖固定。术后，每次便后用温水或苦参汤或1：5000高锰酸钾溶液坐浴，用九华膏或黄连膏纱条换药至痊愈。

（3）括约肌松解术

适应证：适用于不伴有结缔组织外痔、皮下瘘等的陈旧性肛裂。

操作方法：患者侧卧位或截石位，局麻或腰俞麻醉下，肛内常规消毒，在肛门后方或侧方距肛缘1.5 cm处做一纵向切口，深达皮下，以止血钳显露内括约肌下缘，用两把血管钳夹住内括约肌下缘后剪断。切口一般不缝合，以红油膏纱条嵌压引流。术后处理同切除疗法。

（4）纵切横缝法

适应证：适用于陈旧性肛裂伴有肛管狭窄者。

操作方法：患者侧卧位或截石位，在局麻或腰俞麻醉下，肛内常规消毒，沿肛裂正中做一纵向切口，上至齿线上0.5 cm，下至肛缘外0.5 cm，切断栉膜带及部分内括约肌纤维，如有潜行性皮下瘘管、赘皮痔、肛乳头肥大、肛窦炎也一并切除，修剪裂口创缘，再游离切口下端的皮肤，以减少张力，彻底止血；然后用细丝线从切口上端进针，稍带基底部组织，再从切口下端皮肤穿出，横行缝合，一般缝合3～4针，外盖红油膏纱布，压迫纱布，胶布固定。术后应嘱患者进流质饮食或软食2日，控制大便1～2日。便后用中药坐浴或1∶5000高锰酸钾液坐浴，肛内注入九华膏换药，5～7日后拆线。

七、预防与调护

（1）养成良好的排便习惯：多食蔬菜及水果，防止大便干燥，避免粗硬粪便擦伤肛门；注意肛门卫生，避免感染；积极治疗便秘及其他肛肠疾病。

（2）便后疼痛剧烈，可用温水坐浴或用九华膏、马应龙痔疮膏外敷。大便干结时，每次餐前半小时可饮用适量蜂蜜和凉开水（糖尿病患者除外）。

参考文献

[1]陈红风.中医外科学[M].北京:中国中医药出版社,2016.
[2]中国医师协会肛肠医师分会临床指南工作委员会.肛裂临床诊治中国专家共识(2021版)[J].中华胃肠外科杂志,2021,24(12):1041-1047.

第三章 肛门直肠周围脓肿

肛门直肠周围脓肿是指肛门直肠周围软组织或周围间隙发生急、慢性化脓性感染而形成的脓肿，简称为肛周脓肿。本病的发病率在肛门直肠疾病中占25%，可见于各年龄段，以20～40岁的青年人为主，男性多于女性，新生儿及3个月以内的婴幼儿也易患肛周脓肿。临床上本病多起病急骤，发病迅速，疼痛剧烈，伴恶寒发热，严重者小便不利，大便不得出，可自行破溃。本病相当于中医学中的"肛痈"。

一、临床表现

本病主要表现为肛门周围疼痛、肿胀，伴有不同程度发热、倦怠等全身症状。由于脓肿的部位和深度不同，症状也有差异。肛提肌以上的间隙脓肿，全身症状重，局部症状轻；肛提肌以下的间隙脓肿，病变部位浅，局部红、肿、热、痛明显，而全身症状较轻。

1.肛门旁皮下脓肿

肛门旁皮下脓肿发生于肛门周围的皮下组织内，局部红、肿、热、痛明显，脓成按之有波动感，全身症状轻微。

2.黏膜下脓肿

黏膜下脓肿发于黏膜下层，主要在直肠下段，其远端可达肛门瓣平面，向上则往往超过肛管直肠环。初期直肠部有沉重感，当脓肿扩大时，可有钝性酸痛或跳痛，大便时加重，偶有里急后重感。全身症状可有发热、头痛、食欲不振等。直肠指诊时，直肠壁上有一表面光滑而又规则的隆起。成脓后穿刺可以抽出脓液。

3.坐骨直肠间隙脓肿

坐骨直肠间隙脓肿发于肛门与坐骨结节之间，感染区域比肛门皮下脓肿更广而深。初起仅感肛门部位不适或微痛，逐渐出现发热、畏寒、头痛、食欲不振等症状，随后局部症状加剧，肛门有灼热感或跳痛，在排便、咳嗽、行走时疼痛加剧，甚则坐卧不安。直肠指诊时，肛管患侧饱满，有明显压痛，或有波动感。

4.骨盆直肠间隙脓肿

骨盆直肠间隙脓肿位于肛提肌以上、腹膜以下，局部症状不明显，有时仅有直肠下坠感，但全身症状明显。直肠指诊时，可触及患侧直肠壁处隆起，有压痛感及波动感。

5.直肠后间隙脓肿

直肠后间隙脓肿症状与骨盆直肠间隙脓肿相同，但直肠内的坠胀感更加明显，尾骨部可产生钝痛，并可放射至下肢，在尾骨与肛门之间有明显的深部压痛。直肠指诊时，直肠后方肠壁处有触痛、隆起和波动感。

二、中医病名及经典论述

"锐疽"是中医古籍中对肛周脓肿的最早记载。《灵枢·痈疽》曰："发于尻，名曰锐疽。其状赤坚大，急治之，不治，三十日死矣。发于股阴，名曰赤施。""悬痈"及"脏毒"是后世医家沿用较多的病名。《外科精要》中指出："治谷道前后生痈，谓之悬痈。"《疮疡经验全书》中指出："脏毒者，生于大肠尽处肛门是也……或房劳太过，或饮酽炙之酒或食五辛炙煿等味。""臀痈""脏头毒""偷粪鼠""跨马痈""骑马痈""肛门痈"等，多数是根据脓肿所在部位而命名。王肯堂《证治准绳》曰："悬痈生于篡间，谓前阴之后，后阴之前，屏翳处也，即会阴穴，属任脉别络，侠督脉、冲脉之会，痈生其间，人起立则若悬然，故名悬痈。"高秉钧《疡科心得集》曰："如便通后其肿痛仍然不减，绕肛成脓者，为脏头毒；或左或右成脓者，为偷粪鼠；在两边出脓者，为肛门痈。"清代吴谦《医宗金鉴·外科心法要诀》曰："跨马痈生肾囊旁，重坠肝肾火湿伤，红肿痛宜速溃，初清托里勿寒凉。""肛痈"病名在《医门补要》中正式被提出后，后代医家乃至现代医学工作者一直沿用此名。《医门补要》记载："肛门四周红肿作痛，速宜凉血利湿药消之。若消不去，一处出脓者为肛痈。每易成漏，有数处溃开者，名盘肛痈。"

三、中西医病因病机

（一）中医病因病机

病因有虚实之分，包括外感六淫、饮食不节、情志不和、负重远行、劳作辛苦、房事太过、妊娠、虚劳久咳等。

实证多因外感邪气入里化热或由内痔、肛裂、肛门异物等，致肌肤破损，感染湿热毒邪，壅滞气血，阻隔经络，血败肉腐而成脓或过食醇酒厚味，损伤脾胃，湿浊不化而生。《河间医学六书》曰："风热不散，谷气流溢，传于下部，故令肛门肿满。"《外科正宗》云："夫脏毒者，醇酒厚味……蕴毒流注肛门结成肿块。"

虚证多因肺、脾、肾亏损，湿热乘虚下注而成，或劳累负重、妊娠、病后体虚并发。《疡科心得集·辨悬痈论》曰："患此者俱是极虚之人，由三阴亏损湿热积聚而发。"《外证医案汇编》曰："负重奔走，劳碌不停，妇人生产用力，以上皆能气陷阻滞，湿热瘀毒下注。"《外科正宗》云："又有虚劳久嗽，痰火结肿肛门如粟者，破必成漏。"

（二）西医病因病机

西医认为，本病的发生主要是局部感染，多是由肛门腺阻塞感染引起，致病菌首先引发肛窦感染，使肛腺导管分泌物瘀堵进而引起肛腺炎，炎症逐渐向肛门直肠周围各间隙进行蔓延。直肠肛管周围间隙为疏松的脂肪结缔组织，感染极易蔓延、扩散，向上可达直肠周围形成高位肌间脓肿或骨盆直肠间隙脓肿；向下可达肛周皮下，形成肛周皮下脓肿；向外穿过外括约肌，形成坐骨肛管间隙脓肿；向后可形成肛管后间隙脓肿或直肠后间隙脓肿。以肛提肌为界，将直肠肛管周围脓肿分为肛提肌下部脓肿和肛提肌上部脓肿：前者包括肛门周围脓肿、坐骨直肠间隙脓肿；后者包括骨盆直肠间隙脓肿、直肠后间隙脓肿、高位肌间隙脓肿。

以下因素可造成感染易发：

1.外伤原因

肛门异物、干结的粪便等使肛门直肠损伤，或者刀等锐器直接刺伤肛门直肠均可造成感染，并向四周组织扩散，从而形成肛周脓肿。

2.全身性疾病

糖尿病、白血病、再生障碍性贫血、营养不良导致机体抗感染能力低下。

3.性激素因素

肛腺的发育和功能主要受人体性激素调节，新生儿、婴幼儿和青年男性体内的雄性激素水平较高，肛腺和脂腺发达，容易发生肛腺感染。

4.免疫学因素

婴幼儿肛周脓肿的发病与肛管局部免疫功能不全有关。正常情况下，肛隐窝内潴留有肛腺分泌的黏液，当黏液绒毛功能不全或腹泻使局部黏液被冲刷，局部防御力下降，肛隐窝的易感性增强，易导致发病。

5.医源性因素

注射疗法因操作不当或药剂不洁感染易形成黏膜下或直肠周围间隙脓肿；乙状结肠镜检查，造成腹膜穿孔感染，引起直肠后间隙脓肿；局部麻醉感染也可形成脓肿。

四、临床分类

（一）按病位分类

根据脓肿发生的部位分为肛提肌以上脓肿（高位脓肿）和肛提肌以下脓肿（低位脓肿）两大类。

1.肛提肌以上脓肿

骨盆直肠间隙脓肿：在骨盆直肠间隙内形成的脓肿。

直肠黏膜下脓肿：在直肠黏膜下形成的脓肿。

直肠后间隙脓肿：在直肠后间隙内形成的脓肿。

高位马蹄形脓肿：两侧骨盆间隙脓肿与直肠后间隙相通。

2.肛提肌以下脓肿

肛门旁皮下脓肿：在肛周皮下形成的脓肿。

坐骨直肠间隙脓肿：在坐骨直肠间隙内形成的脓肿。

肛管后间隙脓肿：在肛管后间隙内形成的脓肿。

低位马蹄形脓肿：一侧坐骨直肠窝脓肿脓液经过肛门后间隙，蔓延到对侧坐骨直肠窝内。

（二）按感染病菌分类

非特异性感染：由大肠埃希菌、金黄色葡萄球菌、链球菌、厌氧菌等感染引起肛门直肠周围脓肿。

特异性感染：临床较为少见，以结核性脓肿为主。

（三）按脓肿的最后结局分类

非瘘管性脓肿：凡与肛窦、肛腺无关，最终不残留肛瘘者，均属非瘘管性脓肿。

瘘管性脓肿：为经肛窦、肛腺感染而致，最后遗留肛瘘者。

五、鉴别诊断

1.肛周毛囊炎、疖、汗腺炎

肛周毛囊炎、疖、汗腺炎病灶仅在皮肤或皮下，因发病与肛窦无病理性关系，破溃后不会形成肛瘘。

2.骶骨前畸胎瘤

较小的畸胎瘤，其症状与直肠后脓肿早期相似，但直肠指诊后有肿块、光滑、分叶，无明显压痛，有囊性感，X线检查可见骨与直肠之间的组织增厚，内有散布不均的钙化阴影。

3.肛周结核性脓肿

少数骶髂关节结核、耻骨结核、坐骨结核可以出现在肛周，一旦发生混合感染，就易与肛周脓肿混淆。结核性脓肿初现时没有明确的炎症，病程长，病史清楚，有全身症状和骨质变化，炎症与肛门直肠无病理联系。

4.肛门会阴部急性坏死性筋膜炎

该病为肛门或会阴部、阴囊部由于细菌感染而使肛门周围组织大面积坏死，有形成瘘管者。该病病变范围广，发病急，常蔓延至皮下组织及筋膜，向前侵及阴囊部。

5.克罗恩病

其发生的肛周脓肿占20%左右，肛门常出现不典型的肛裂与窦道。局部出现肿胀、发红，多自愈，无明显疼痛及全身症状。

六、治疗

（一）中医分型及内治

1.火毒蕴结证

证候：肛门周围突然肿痛，持续加剧，伴有恶寒、发热、便秘、溲黄等。肛周红肿，触痛明显，质硬，表面灼热，舌红苔薄黄，脉数。多见于脓肿早期。

治法：清热解毒，消肿止痛。

方药：仙方活命饮、黄连解毒汤加减。

2.热毒炽盛证

证候：肛门肿痛剧烈，可持续数天，痛如鸡啄，夜寐不安，伴有恶寒发热、口干便秘、小便困难。肛周红肿，按之有波动感，舌红苔黄，脉弦紧。多见于脓肿中期。

治法：清热解毒，透脓托毒。

方药：透脓散加减。

3.湿热下注证

证候：肛周红肿热痛，痛如鸡啄，肛门坠胀，夜寐不安，伴有口渴，不欲饮，小便困难。肿块变软，按之有波动感，或溃脓黄稠带有粪臭味，舌红苔黄腻，脉弦滑数。多见于脓肿中期。

治法：清热利湿，解毒止痛。

方药：龙胆泻肝汤合三妙丸加减。

4.阴虚邪恋证

证候：肛门肿痛、灼热，皮色暗红，溃后脓出稀薄，创口难敛，伴有午后潮热，心烦口干，夜间盗汗，舌红少苔，脉细数。多见于脓肿晚期。

治法：养阴清热，祛湿解毒。

方药：青蒿鳖甲汤合三妙丸加减。

5.正虚邪伏证

证候：素体虚弱，疮形平塌，皮色紫暗不鲜，按之不热，触之痛轻，脓成缓慢，或溃后久不收口，脓水清稀；伴纳食不香，腹胀便溏，舌质淡，苔薄白或白厚，脉沉细。

治法：益气补血，托毒敛疮。

方药：托里消毒散加减。

（二）中医外治法

1.熏洗治疗

方选苦参汤或复方黄柏涂剂、金玄痔科熏洗散，加水 1500 mL，先熏后洗。

2.外敷治疗

初期实证用金黄膏、黄连膏、四黄膏外敷，虚证用冲和膏外敷或用阳和解凝膏外敷。

后期脓溃后，先用九一丹提脓化腐，待创面新鲜后改用生肌散或生肌玉红膏外敷。

3.灌肠治疗

初期实证脓肿位置深隐者，可用金黄散调糊灌肠，或用仙方活命饮药液灌肠。

4.针灸治疗

（三）西医治疗

肛管直肠周围脓肿的治疗在于早期切开引流，这是控制感染及减少肛瘘形成的关键。手术时应注意切口的位置、方向和长度等，并保持引流通畅。

1.切开引流法

切开引流法适用于各类脓肿，是治疗肛周脓肿最传统的手术方法，也是其他手术方法的基础。该法手术时间短，方法简单易行，适用于年老体弱、不能耐受手术或伴有严重全身疾病的患者。其缺点是往往需行二次手术，疗程长，增加了患者的心理和经济负担。但对于内口不明确、脓肿范围较大、行一期根治术可能影响肛门功能的患者，仍应首选本法。

操作方法：患者截石位或侧卧位，在腰俞麻醉或局部浸润麻醉下，局部常规消毒，麻醉生效后，于肛缘 1.5 cm 以外脓肿波动处做放射状切口，即见脓液流出。修剪皮瓣使成梭形，以示指伸入脓腔分离纤维隔，使引流通畅，清除腔内坏死组织，用碘伏及生理盐水反复冲洗脓腔后填引流纱条包扎。

2.脓肿切开根治术

脓肿切开根治术适用于术中能明确找到内口的患者，是目前临床应用较广的一种手术方法，包括脓肿一次切开法和脓肿切开挂线法。其优点是术后成瘘率低、疗程短。

脓肿一次切开法

适应证：低位肛周脓肿，包括肛周皮下间隙脓肿、坐骨直肠间隙脓肿、低位马蹄形脓肿。

操作方法：患者截石位或侧卧位，在腰俞麻醉或局部浸润麻醉下，局部常规消毒，于脓肿处做切口，切口呈放射状，长度与脓肿等长，使引流通畅，同时寻找齿线处感染的肛窦或内口，将切口与内口之间的组织切开，并搔刮清除，以免形成肛瘘。

3.脓肿切开挂线法

脓肿切开挂线法适应证：高位脓肿，包括坐骨直肠间隙脓肿、骨盆直肠间隙脓肿、直肠后间隙脓肿或马蹄形脓肿等。

操作方法：取患者截石位或侧卧位，在腰俞麻醉下，局部常规消毒，于脓肿波动明显处，做放射状或弧形切口，充分排脓后以示指分离脓腔间隔；然后用银质球头探针，自脓肿切口探入并沿脓腔底部探查内口，另一示指深入肛内协助寻找内口，探通内口后，将银质球头探针引出，以橡皮筋结扎于球头部，通过脓腔拉出切口，将橡皮筋两端收拢，并使之有一定张力后结扎，创口内填含红油膏纱条，外敷纱布，宽胶布固定。

七、预防与调护

（1）忌食辛辣、油炸、肥腻、酒等刺激性食物，防止便秘和腹泻。

（2）注意肛门卫生，锻炼身体，增强抗病能力。

（3）积极预防和治疗肠炎、肛裂、肛窦炎、肛腺炎、肛乳头炎、直肠炎、内痔、外痔等肛门直肠疾病，以防感染形成脓肿。

（4）肛门会阴部损伤时应及时处理。

（5）如有肛门坠胀、疼痛不适、分泌物等症状，应及时检查，尽早治疗。

（6）患病后应注意卧床休息，减少活动，积极配合治疗。

附：小儿肛周脓肿

肛周脓肿在婴儿时期多发，尤其是1岁以内的婴儿，以男婴为主，男女之比为（8～9）∶1。小儿肛周脓肿常见的致病菌为金黄色葡萄球菌，也有大肠杆菌、链球菌和铜绿假单胞菌，偶有厌氧菌和结核分枝杆菌。肛周脓肿一般分为提肌下部脓肿（包括肛门周围脓肿及坐骨直肠窝脓肿）和提肌上部脓肿（包括骨盆直肠间隙脓肿、直肠后窝脓肿和少见的高位肌间脓肿）。小儿骨盆直肠间隙深部感染较少见。

一、病因

小儿肛周脓肿源自肛门隐窝及肛门腺的炎症。肛周脓肿的感染病灶多来自肛腺，肛窦开口向上，粪便易进入或损伤肛窦而致感染。引起感染的因素如下：

1.解剖因素

成人肛腺可见葡萄状腺和管泡状腺，新生儿则仅见管状腺，未见葡萄状腺和管泡状腺，新生儿分泌黏液多且排出不畅，易形成肛周脓肿。

2.免疫因素

新生儿由于免疫力低、直肠黏膜IgA分泌少、黏膜屏障功能不完善等，不能阻挡细菌入侵，故易形成肛周脓肿。

3.激素因素

男性婴儿在1岁以内，会出现雄性激素增高，过量的雄激素可能引起肛腺结构及分泌异常，腺体分泌黏液增加，排出不畅，进而形成肛周脓肿。

二、临床表现

患儿哭闹不安、食欲减退、发热38～39 ℃；年长儿诉肛周疼痛，走路、排便时加重。专科检查可见局部红肿、皮温高、触痛明显。初起较硬，脓肿形成后出现波动感。病情进展快，2～3天出现全身症状。

三、治疗

1.保守治疗

脓肿形成前采用卧床休息、软化大便、全身应用抗生素等方法治疗，许多患儿可治愈，也可用39～40 ℃温水坐浴或温盐水保留灌肠。

2.手术治疗

手术治疗可行脓肿切开引流术、脓肿根治术以及脓肿挂线术。

四、预后与调护

肛周脓肿经首次切开后病情演变可形成肛瘘，也可因脓肿复发而形成肛瘘，也有部分小儿脓肿可自愈。

平时应多食新鲜蔬菜、水果，忌食辛辣刺激性食物，注意保持内裤的干净，指导婴幼儿正确使用纸尿裤，保持肛周皮肤的清洁，防止尿布感染，加强局部护理。

参考文献

[1]赵尚华.中医外科学[M].北京:人民卫生出版社,2002.

[2]谢昌营,肖慧荣,安明伟.肛肠病诊疗学上[M].南昌:江西科学技术出版社,2021.

[3]麻学英,柳越冬.肛周脓肿中医病名溯源[J].中华中医药杂志,2018,33(01):255-257.

[4]高春芳.现代结、直肠手术学[M].济南:山东科学技术出版社,2004.

[5]李一兵,庄俊汉,李明,等.肛肠外科诊疗常规[M].武汉:湖北科学技术出版社,2010.

[6]柏连松,张雅明.柏氏肛肠病学[M].上海:上海科学技术出版社,2016.

[7]钱海华,金黑鹰,曾莉.结直肠肛管疾病诊断治疗新进展[M].上海:上海中医药大学出版社,2009.

[8]汤绍涛,李龙,童强松.小儿肛肠外科临床关键技术[M].武汉:华中科技大学出版社,2014.

[9]刘美芳,赵斌.小儿肛周脓肿和肛瘘的病因及治疗的研究进展[J].中国中西医结合儿科学,2023,15(02):121-124.

[10]向赞,刘晓文.小儿肛肠外科解剖与护理[M].武汉:湖北科学技术出版社,2013.

第四章　肛瘘

肛瘘是肛腺的化脓性感染波及肛周组织或器官，在肛管或直肠周围部位形成相通的病理性通道。感染形成脓肿、自行溃破或切开引流后形成，在肛周皮肤形成外口，脓肿逐渐纤维化形成感染性通道，中医多称痔瘘或肛漏。肛瘘一般由内口、瘘管、外口三部分组成，其内口多在肛门直肠周围脓肿原发感染的肛窦处，外口多在肛门外的肛门直肠周围脓肿破溃处或切开处，内口与外口借助瘘管相通，整个瘘管壁由增厚的纤维组织构成，瘘管壁内覆有一层肉芽组织，经久不愈。

肛瘘的主要症状为肛门条索状硬结、肛门局部反复破溃流脓、疼痛、潮湿、瘙痒等，因瘘口经常流脓或残留粪便，故俗称"老鼠偷粪"。肛瘘是肛肠科的常见疾病，也是儿童的易患疾病。在我国肛管直肠疾病中，肛瘘占1.67%～3.6%，且以20～40岁的男性青壮年多见。

一、临床表现

肛瘘绝大多数是由肛门直肠周围脓肿发展而来，脓肿自然破溃或切开引流后，脓液流出，肿块消散，则成为肛瘘，临床表现有以下共同特征。

流脓：肛瘘的主要症状。脓液流出的数量多少、性质与瘘管形成的时间、瘘管的长短、粗细、内口大小等有关。一般来说，新形成的肛瘘流脓较多，脓稠味臭，色黄，以后逐渐减少，时有时无，呈白色，质地稀薄。经久不愈的瘘管排脓相对较少，或时有时无，有时瘘管会暂时封闭，不排脓液，使脓液蓄积而出现局部肿痛、发热，再度形成脓肿。以后封闭的瘘口破溃后又排出脓液，并可生成新的支管。若忽然出现脓液增多，表示有新脓腔生成。黏膜下瘘，溃口多在肛缘或肛窦内，脓液常由肛门流出。结核性肛瘘，脓液多而清稀，色淡黄，呈米泔样，可有干酪样坏死物。

疼痛：若瘘管引流通畅，炎症消退，一般感觉不到疼痛，仅感觉到外口部位发胀不适，行走时加重。若瘘管感染引流不畅或外口封闭、瘘管存积脓液、肿胀发炎时可出现局部胀痛或跳痛。若内口较大，大便进入瘘管，则有疼痛或排便时疼痛加重的症状。单口内瘘常见直肠下部和肛门部灼热不适，排便时感觉疼痛。黏膜下瘘常引起肛门坠胀疼痛。

瘙痒：瘘管反复发炎，脓液淋漓不尽，往往可刺激肛门周围皮肤，引起肛周潮湿瘙痒，甚至引起肛门湿疹，出现皮肤丘疹，或表皮脱落，长期刺激可致皮肤增厚，呈苔藓样变。

一般肛瘘常无全身症状。但复杂性肛瘘和结核性肛瘘，因病程长，日久不愈则耗伤气血，常出现身体消瘦、贫血、乏力、潮热盗汗以及便秘和排便困难等全身症状。若急性炎症期再次感染化脓，则出现脓肿的全身症状，如畏寒发热、体倦、口干、尿黄等。肛瘘在不同阶段有着不同的临床表现。肛瘘静止期时内口暂时闭合，管道引流通畅，局部炎症消散，可以无任何症状或只有轻微不适。但原发病灶未消除，在一定条件下可以再次发作。肛瘘慢性活动期，因有感染物不断从内口进入，或管道引流不畅而呈持续感染状态，有肛瘘典型的流脓、肛门潮湿、瘙痒等症状。肛瘘急性炎症期则是因外口闭合，或引流不畅，而感染物不断从内口进入，脓液积聚所形成，症状体征似脓肿，有发热，局部红、肿、热、痛等症状，重新溃破或切开引流后症状缓解。

二、中医病名及经典论述

我国是认识肛瘘较早的国家，关于"瘘"的病名记载，最早见于《山海经·中山经》："仓文赤尾，食者不痈，可以为瘘。"中医将本病称为"痔漏""漏疮""穿肠漏"等。古人根据其脓血淋漓，如屋破顶、雨水时漏的特点，称之为"肛漏"。《黄帝内经》中认为："寒邪滞留经脉，致陷脉为瘘。"从字义上讲，瘘是身体内因发生病变而向外溃破形成的管道，而不单单是指肛门部的瘘管。《神农本草经》提到"夫大病之主……痈肿，恶疮，痔瘘，瘿瘤"，其中始见"痔瘘"病名，其后的诸多文献中也有"痔漏"的描述。《疮疡经验全书》中，把瘘管称为"漏疮"。《东医宝鉴》则称之为"瘘痔"。《太平圣惠方》将瘘与痔从概念上进行了区分，并最早记载了"药捻脱管法治疗肛瘘"。《医门补要》云："湿热下注大肠，从肛门先发疙瘩，渐大溃脓，内通大肠，日久难敛，或愈月又溃。"这表明肛瘘多由痈疽溃破难愈，日久则称肛瘘。直至清代，《外证医案汇编》中记载"述经迟晨泄，心若摇漾，得食姑缓，肛疡久漏"，始将"肛瘘"作为一种独立病名。另外，《千金要方》《圣济总录》《医学入门》等著作对肛漏都做出了详细的描述。

三、中西医病因病机

（一）中医病因病机

中医认为，本病的发生多与以下方面有关：肛痈溃后，湿热未清，留恋肉腠，不能托毒外出，溃口久不收敛成瘘；虚劳久咳，邪乘下位，痰热火邪下袭肛门破溃成瘘；外感六淫邪气，风、湿、热、火等邪气侵袭人体，湿热凝滞，火毒结聚，郁久化脓溃破成瘘；饮食不节，内伤七情，房劳过度等致湿热内生，乘虚流注肛门破溃成瘘；痔疮久不愈合，或肛周气血运行不足，均可导致肛瘘的发生。肛瘘的病因病机可归纳为外感六淫，饮食不节，内伤七情，肛痈溃后余毒未清，久不收口，痔疮久不愈合，肛门气血运行不足等。此外，小儿肛瘘与胎毒、湿热、脾虚及母亲体质关系密切。

（二）西医病因病机

现代医学认为，肛瘘是肛周脓肿自行破溃或被切开引流后形成的炎性通道，肛周脓肿切开排脓后，脓腔收缩，纤维组织增生形成瘘管，污染物仍可通过内口进入，造成化脓性炎症，部分脓液亦可由外口流出。关于肛瘘的发病机制尚未有定论，目前的观点认为肛瘘的病因是肛腺感染、化脓性感染、损伤性感染、特异性感染等。绝大多数肛瘘都要经过肛门直肠周围脓肿的阶段，因而现代医学认为：肛瘘与肛门直肠周围脓肿分别属于肛门直肠周围间隙化脓性感染的两个病理阶段，急性期为肛门直肠周围脓肿，慢性期为肛瘘，肛瘘是肛周脓肿发展的一种结局。其病因与肛周脓肿一致。肛周脓肿成脓后，经肛周皮肤或肛管直肠黏膜溃破或切开出脓，脓液充分引流后，脓腔逐渐缩小，脓腔壁结缔组织增生使脓腔缩窄，形成或直或弯的管道，即成肛瘘。肛瘘的发生也与机体的免疫力相关，当人体免疫力下降时，容易受到病菌侵袭引发炎症。性激素水平也是影响肛瘘发生的因素之一，雄性激素能刺激肛腺腺液的分泌，容易出现细菌感染，因此，男性肛瘘的发病率相对较高；雌激素则是肛瘘的保护性因素，能起到抗炎作用。也有研究认为，内口高压使得肠腔内的粪便残渣、微生物等感染源经内口被压入瘘管，造成肛瘘反复发作。

四、临床分类

肛瘘的分类较为复杂，国内外现行的肛瘘分类法有20余种。现将具有代表性的几种介绍如下。

（一）按内外口分类

1. 单口内瘘

单口内瘘又称内盲瘘，只有内口与瘘管相通，无外口。

2. 内外瘘

瘘管有内外口，外口在体表，内口在肛窦，组织中有瘘管相通。此种肛瘘最为常见。

3. 单口外瘘

单口外瘘又称外盲瘘，只有外口下连瘘管，无内口，此种肛瘘在临床上较少见。

4. 全外瘘

瘘管有两个以上的外口，相互有管道相连，而无内口，临床上较少见。

（二）按瘘管的形态分布分类

1. 直瘘

瘘管较直，内外口相对，形成一条直线，临床上多见，占1/3以上。

2. 弯曲瘘

瘘管行径弯曲，内外口不相对。

3. 后位马蹄形肛瘘

瘘管行径弯曲，呈蹄铁状，在肛门后位，内口在肛门后方正中处。

4. 前位马蹄形肛瘘

瘘管行径弯曲，呈蹄铁状，在肛门前方，临床上较为少见。

5. 环形瘘

瘘管环绕肛管或直肠，手术较困难而复杂。

（三）按瘘管与括约肌的关系分类

1. 皮下瘘

皮下瘘在肛门皮下，较浅，位置较低。

2. 黏膜下瘘

黏膜下瘘在直肠黏膜下，不居体表。

3. 外括约肌浅部与皮下部间瘘

4. 外括约肌深部与浅部间瘘

5. 肛提肌与外括约肌深部间瘘

6. 肛提肌上瘘

（四）按内外口瘘管的数量分类

1. 单纯性肛瘘

单纯性肛瘘只有一个内口、一个外口，两者间有一条瘘管连通。

2. 复杂性肛瘘

复杂性肛瘘有两个或两个以上内口或外口，两个以上瘘管或支管、盲管。

（五）按病理病因分类

1. 非特异性肛瘘（化脓性肛瘘）

非特异性肛瘘一般多为大肠杆菌、葡萄球菌等混合感染引起的肛门直肠周围脓肿破溃或切开后形成的肛瘘，此类肛瘘在临床上最常见。

2. 特异性肛瘘（结核性肛瘘）

特异性肛瘘由结核性杆菌感染而引起的肛门直肠周围脓肿破溃或切开后形成的肛瘘，此类肛瘘占肛瘘患者的10%左右。

1975年，全国肛肠学术会议制定的肛瘘诊断标准分类法以外括约肌深部划线为标志，瘘管经过此线以上为高位，在此线以下为低位。只有单一的内口、瘘管、外口称为单纯性。有两个或两个以上的内口，或瘘管，或外口称为复杂性。此分类法目前在国内被普遍使用。

分类依据如下：

低位单纯性肛瘘：内口在肛隐窝，仅有一个瘘管通向外括约肌皮下部或浅部，与皮肤相通。

低位复杂性肛瘘：有两个以上内口或外口，肛瘘瘘管在外括约肌皮下部或浅部。

高位单纯性肛瘘：内口在肛隐窝，仅有一个瘘管，走行在外括约肌深层以上。

高位复杂性肛瘘：有两个以上外口，通过瘘管与内口相连或合并有支管空腔，其主管通过外括约肌深层以上。

五、鉴别诊断

肛门周围和骶尾部也有其他瘘管，常有分泌物从外口排出，容易与肛瘘混淆，有时按肛瘘治疗，手术方式不恰当会造成不必要的损伤，故需加以鉴别。

骶尾部畸胎瘤：畸胎瘤是胚胎发育异常所致的先天性疾病，畸胎瘤并发感染溃破后可形成尾骨前瘘或直肠内瘘。大型畸胎瘤可突出骶尾部，容易诊断。小型无症状的畸胎瘤可在直肠后方扪及平滑、有分叶的肿块。X线摄片可见骶骨和直肠之间有肿块，内有不定型的散在钙化阴影，可见骨质、毛发或牙齿。

会阴尿道瘘：这种瘘管是尿道球部与皮肤相通，排尿时由瘘口流出，不与直肠相通，肛管和直肠内无内口，常有外伤和尿道狭窄史。

晚期肛管直肠癌溃烂后可形成肛瘘，肿块坚硬，分泌物为脓血、恶臭、呈菜花样溃疡。病理学检查可见癌细胞，不难与肛瘘相鉴别。

骶尾部骨结核：骶尾部骨结核由皮肤溃破后，可形成久不收口的瘘管，有清稀脓液流出，具有发病缓慢、食欲不振、低热、盗汗、咳嗽等结核病症状，X线摄片可见骶尾部骨质损害或发现有结核病灶。

肛门周围的毛囊炎和疖肿：肛门周围的毛囊炎和疖肿最初发现局部有红、肿、痛的小结节，以后逐渐肿大，呈隆起状，数日后结节中央组织坏死而变软，出现黄白色的脓栓，脓栓脱落排出脓液后，炎症便逐渐消失而愈，有时感染扩散可发生瘘管，但病变浅表，不与肛门直肠相通。肛门直肠内也无内口。

化脓性汗腺炎是一种皮肤及皮下组织的慢性炎性疾病。其病变范围较广泛，呈弥漫性或结节状，局部常隆起，皮肤常有许多窦道溃口，且有脓汁。其区别主要是化脓性汗腺炎病变在皮肤和皮下组织，其窦道不与直肠相通，病变区皮肤有色素沉着。

六、治疗

肛瘘的治疗有非手术疗法和手术疗法两种。非手术疗法主要是控制感染，防止病情发展，达到暂时相对的治愈，但不能根治。肛瘘形成后很难自愈，目前肛瘘治疗以手术为主，主要目的是彻底清除内口、减少括约肌损伤、保护肛门生理功能并防止其复发。目前，使用的最多的肛瘘外科治疗方法有解剖学肛瘘切除术、传统挂线疗法以及微创技术等。

（一）非手术疗法

非手术疗法主要适用于肛瘘的急性炎症期。

局部熏洗、局部换药，促使肿痛消退，炎症吸收，使症状改善。可选用参柏洗剂、复方黄柏液涂剂、康复新液等熏洗，也可用 1:5000 的高锰酸钾溶液坐浴。

西药主要用于肛瘘的急性炎症期，由于致病菌大多为大肠杆菌、变形杆菌、结核分枝杆菌等，常使用革兰氏阴性杆菌的抗生素或广谱抗生素。

中医药治疗肛瘘的方法很多，有内治法和外治法。内治法主要是根据外科"消、托、补"的治疗原则，根据疾病不同阶段及具体证型，辨证施治，给予不同的中药口服，以达到整体疗效。外治法是肛瘘术后最常用的方法，主要包括中药熏洗、中成药纳肛、中药外敷、针灸等。

（二）手术疗法

目前，手术是根治肛瘘的有效的方法之一，在有效保护肛门括约肌的前提下，清除瘘管和瘘管内的坏死物，于肛管内行肛瘘内口引流术，使肛瘘得到根治。肛瘘的手术方法多种多样，其中找准内口并正确处理是手术成功的关键，否则会导致反复发作。目前常用的手术方法有：

1.挂线术

挂线术是通过穿过整个瘘管的橡皮筋或缝合线的可控引流，可促进病变周围炎症消退，减轻局部疼痛，使病灶形成成熟的管道，为进一步手术治疗提供条件。挂线术操作简单、创伤较小，对引流脓液及控制急性炎症效果较好，但不能完全解决复杂肛瘘的治疗问题，仍需其他手术方式的补充。

2.切开术与切除术

该手术方式大多用于低位肛瘘或与其他的手术方式联合治疗复杂性肛瘘。术中将全部瘘管依次切开，清除瘘管内坏死的组织及其瘢痕，切开后只累及浅部和皮下的外括约肌，不会出现术后肛门失禁等并发症。肛瘘切除术适应证与肛瘘切开术基本相同，可与其他术式联合应用。在确切探查内口及管道之后，只保留健康组织，将管壁全部切除，修整创缘皮肤，使创面内小外大以利于引流，也可在肛瘘切除术的同时行一期缝合术。肛瘘切除术同样具有治疗的彻底性，但恢复时间较长，亦有术后大便失禁的风险。这两种术式适用于低位或单纯性肛瘘，在治疗高位或复杂肛瘘时，需联合其他手术方式。

切开挂线术源于挂线技术与彻底清除病灶技术的发展，将传统切开术与挂线方法结合，既具有切开术的彻底性，又具有挂线慢性切割保护括约肌功能的双重效果，可应用于低位或单纯性肛瘘，也可用于高位复杂性肛瘘，能在很大程度上保护括约肌的功能。

3.保留括约肌的手术

目前治疗复杂性肛瘘保留括约肌有如下手术方式：经肛括约肌间切开术（TROPIS）、改良Parks松挂线术、改良Hanley术、经括约肌间瘘管结扎术（LIFT）、直肠黏膜瓣推移术（ERAF）。

（1）TROPIS

该术式从直肠腔内切开肛瘘内口及内括约肌，开放括约肌间隙，保持引流通畅，通过二期愈合达到肛瘘的治愈。TROPIS适用于各种括约肌间型肛瘘，联合其他术式可取得较理想的疗效，具有对肛门功能影响较小、治愈率高、术后患者生活质量较优等优点。

（2）改良Parks松挂线术

Parks松挂线术是1976年Parks和Stitz共同提出的一种治疗高位经括约肌型肛瘘和括约肌上肛瘘的术式，该术式术中切开内口处内括约肌，部分切开外括约肌，瘘管处予以松弛挂线。改良术式主张切开内括约肌，对外括约肌不予局部切开，搔刮瘘管后松弛挂线充分引流，通过二期愈合达到肛瘘的治愈，对于高位经括约肌型肛瘘和括约肌上肛瘘是一种不错的选择，然而该该术式的治愈率存在较大争议。

（3）改良 Hanley 术

该术式保留了后侧远端所有括约肌，自外括约肌外侧缘向尾骨尖做后正中切口进入肛管后深间隙，后正中切口与内口松弛挂线引流，每两周紧线一次，主要运用于累及肛管后深间隙的后侧复杂性肛瘘。

（4）经括约肌间瘘管结扎术（LIFT）

该术式对肌肉组织损伤小，可最大限度地保护肛门功能，且可重复操作，对于成熟的低位经括约肌型肛瘘，或成熟且无分支的高位经括约肌型肛瘘具有很高的应用价值，但其远期复发风险较高。

（5）直肠黏膜瓣推移术（ERAF）

该术式曾是欧美国家治疗肛瘘的主要术式，ERAF操作较为复杂，难度较大，但其具有微创化、痛苦小、对肛门功能影响小、疗效确切、不影响二次手术成功率的优点。此外，近年来的新探索术式有自体脂肪（干细胞）移植、激光射频瘘管关闭术、黏膜下瘘管结扎术、内镜夹瘘管闭合术、内口烧灼闭合+瘘管定期搔刮清理等。

七、预防与调护

预防主要从以下方面进行：

（1）注意肛周卫生：每日用温水清洗肛门，避免分泌物残留，清洗后擦干，保持肛周干燥；选择棉质透气内裤，减少局部摩擦。

（2）饮食调理：多摄入膳食纤维（如蔬菜、水果、全谷物等），促进肠道蠕动，预防便秘或腹泻；避免食用辛辣、油腻及刺激性食物（如辣椒、酒精等），减少对肛管的刺激。

（3）养成良好的生活习惯：避免久坐、久站或长时间蹲厕，每隔1小时起身活动，改善局部血液循环；养成定时排便的习惯，控制排便时间在5～10 min，避免过度用力。

（4）疾病管理：及时治疗肛肠疾病（如痔疮、肛腺炎、肛乳头炎、直肠炎等），防止感染加重或继发肛瘘；控制糖尿病、高血脂等基础疾病，降低肛周感染风险。

（5）加强锻炼：适度运动（如散步、游泳、瑜伽等）可增强免疫力，促进肠道蠕动。

日常调护应注意以下方面：

（1）排便管理：若排便困难，可短期使用开塞露辅助，避免长期依赖；便后轻柔擦拭或冲洗，减少对肛周皮肤的损伤。

（2）体重与作息：维持健康体重，避免肥胖增加肛周压力；规律作息，避免熬夜，保持免疫力稳定。

（3）定期检查：有肛肠疾病史或家族史者，建议每年进行肛肠专科检查，及早发现异常，及早治疗，防止病变范围扩大。

参考文献

[1]陈红风.中医外科学[M].北京:中国中医药出版社,2016.

[2]金定国,金纯.肛肠病中西医治疗学[M].上海:上海科学技术出版社,2014.

[3]李斯铠.肛瘘的致病因素与中医体质的相关性研究[D].南宁:广西中医药大学,2022.

[4]EISENHAMMER S.Emergency fistulectomy of the acute primary anorectal cryptoglandular intermuscular abscess-fistula in ano.[J].South African Journal of Surgery.Suid-Afrikaanse tydskrif vir chirurgie,1985,23(1):1-7.

[5]何笠,杨巍,杨达成,等.复杂性肛瘘患者复发影响因素分析[J].结直肠肛门外科,2019,25(04):417-421.

[6]王滨.对肛瘘患者采取高频超声联合双平面经直肠超声诊断的意义研究[J].中国医药指南,2022,20(24):104-106.

[7]王春景.肛瘘的外科治疗进展分析[J].中国城乡企业卫生,2020,35(08):45-47.

[8]王彦芳,于洪顺,武永锋,等.肛瘘治疗术式的研究现状[J].医学综述,2018,24(24):4903-4907.

[9]刘光普,唐学贵.高位复杂性肛瘘的诊治现状[J].临床医学,2012,32(04):115-118.

［10］冷冬玲,张如洁,孙娟玲,等.5种治疗复杂性肛瘘的保留括约肌手术方式研究进展［J］.结直肠肛门外科,2022,28(02)：187-190.

［11］占煜，贺小婉，徐红.复杂性肛瘘治疗的回顾、进展与思考［J］.中国普外基础与临床杂志，2017,24(01)：124-128.

第五章　脱肛

脱肛是指直肠黏膜、肛管、直肠全层和部分乙状结肠向下移位而脱出肛门外的一种疾病。

一、临床表现

脱肛病特点是直肠黏膜及直肠反复脱出肛门外，伴肛门松弛，多见于儿童、经产妇及老年人，尤其是有长期便秘、慢性腹泻者。

1. 脱出

早期排便时直肠黏膜脱出，便后自行复位，随着病情的发展逐渐不易复位。

2. 出血

一般无出血症状，大便干燥时，擦伤黏膜有滴血，出血量较少。

3. 潮湿

由于肛门括约肌松弛、收缩无力，常有黏液自肛内溢出，以致肛门有潮湿症状。

4. 坠胀

由于黏膜下脱，引起直肠或结肠套叠，压迫肛门部，产生坠胀。

5. 嵌顿

直肠脱出未及时复位，时间稍长，局部静脉回流受阻，导致发炎肿胀，并嵌顿。

小儿脱肛是一种发生于小儿的直肠黏膜向下移位脱出肛门外的疾病，属肛肠科难治性疾病，其病因尚不完全明了。临床多表现为有肿物自肛门脱出，可自行或手托复位，严重者不能复位，伴排便不尽或有下坠感。小儿脱肛是一种自限性疾病，一般可在5岁前自愈，但老年人和女性如果脱垂严重，可能会导致肛门失禁、溃疡、感染，结果苦不堪言，建议及时接受手术治疗。

二、中医病名及经典论述

本病最早被称为"人州出"，在古籍中又有"脱肛痔""盘肠痔""截肠"等名称，"脱肛"之病名首见于《神农本草经》。其临床特点是直肠黏膜及直肠反复脱出肛门外，伴肛门松弛，排便不尽感、阻塞感，排便费力，同时伴明显肛门坠胀不适，部分伴有血便或黏液便。脱肛是肛肠科的难治性疾病之一，相当于西医的直肠脱垂。该病可继发身体其他疾病，使患者日常生活和工作受到困扰，甚至影响患者心理健康，多见于儿童及老年人。

《景岳全书》云"大肠与肺为表里，肺热则大肠燥结，肺虚则大肠滑脱，此其要也。故有因久泻、久痢、脾肾气陷而脱者；有因中气虚寒，不能收摄而脱者……有因肾气本虚，关门不固而脱者……"；《诸病源候论·卷之十七·痢病诸候·脱肛候》谓"脱肛者，肛门脱出也"；《神农本草经》曰"蛞蝓味咸寒……治贼风喝僻，轶筋及脱肛"；《类证普济本事方续集》记载"四者大便后下诸脓血，更加痛涩，肛肠努出，名曰脱肛痔"；《外科大成》曰"截肠者，脱肛症也……但其所异者，有已收些须，余者渐渐结痂，偶而脱落者，截肠症也"；《外科十三方考》曰"发时大肠即坠出约二三寸许，其痔核约如棉子大，肿痛非常，渐渐阴囊俱肿，成脓溃头，辛劳即发，常常脓水不干，饮食少进"。

三、中西医病因病机

（一）中医病因病机

关于脱肛病的病因，多数医家认为以"虚"为主，脱肛病位在大肠，且与肺、脾、肾等脏腑相关，其病因主要是脏腑虚损，中气不足，导致气虚下陷，固摄失职，也可因寒热洞泄，不能固涩，或湿热下注，不能升提，而发为脱肛。现代人患脱肛病，尤其是直肠黏膜内脱垂患者多属本虚标实之证，其中，本虚以气虚为主，标实则以湿热为主，治法以补中益气，升阳举陷固脱为主。直肠黏膜内脱垂又称直肠内套叠、隐性直肠脱垂、不完全性直肠脱垂，是指直肠黏膜层或全层套叠入远端直肠腔或肛管内，而未脱出肛门的一种功能性疾病，属中医学"便秘（气虚秘）"范畴。

（二）西医病因病机

西医认为直肠黏膜内脱垂是临床上常见的一类肛肠疾病，其病因复杂，起病隐匿，病程长，病情反复，临床症状不显著。本病主要与患者长期便秘、腹泻、盆底肌松弛、直肠肛门局部病变等有关，是引起出口梗阻性便秘常见的原因之一，目前尚未明确病因和发病机制。本病极易形成排便困难-肠黏膜脱垂加重-排便更加困难的恶性循环，甚至因长期使用泻剂，造成"泻剂结肠"而更加重便秘。

四、临床分类

若下移的直肠壁在肛管直肠腔内而没有脱出肛门外，称为内脱垂。若下移的直肠壁或乙状结肠脱出肛门外，称为外脱垂。外脱垂根据肛外脱出组织为直肠管黏膜层或直肠管全层，分为不完全性直肠脱垂和完全性直肠脱垂。

不完全性直肠脱垂：即直肠黏膜内脱垂，是直肠脱垂的早期阶段。表现为直肠黏膜层脱出肛外，脱出物为半球形，其表面可见以直肠腔为中心的环状黏膜沟。按分度标准可分为：

Ⅰ度直肠黏膜脱垂：直肠黏膜脱出肛门外，便后自行还纳，脱出长度为3～5 cm。

Ⅱ度直肠黏膜脱垂：直肠全层脱垂，需用手还纳，脱出长度为5～10 cm。

Ⅲ度直肠黏膜脱垂：直肠全层或肛管及部分乙状结肠脱出肛门外，不能自行还纳，脱出长度在10 cm以上。

完全性直肠脱垂：即直肠全层脱垂。脱垂的直肠呈圆锥形，脱出部分可以直肠腔为中心，呈同心圆排列的黏膜环形沟。完全性直肠脱垂根据脱垂程度分为三度：

Ⅰ度：直肠壶腹内的肠套叠，即隐性直肠脱垂。排粪造影呈伞状阴影。

Ⅱ度：直肠全层脱垂于肛门外，肛管位置正常，肛门括约肌功能正常，不伴有肛门失禁。

Ⅲ度：直肠和部分乙状结肠及肛管脱出于肛门外，肛门括约肌功能受损，伴有肛门不全性或完全性失禁。

五、鉴别诊断

1.痔疮脱出

颜色多紫红，痔核表面有时呈桑葚状，体积相对小；有时仅为某个部位的痔核脱出，即使痔核全部脱出时，其体积也不及直肠脱垂。

2.直肠息肉

肛外脱出物多为一圆形小瘤，常有蒂，发炎时表面呈鲜红色草莓状，易出血。

六、治疗

（一）中医分型

脱肛的治疗以辨虚实为要。虚证治以补气升提，收敛固涩；实证治以清热化湿；虚实夹杂者，当攻补兼施。《疡科心得集·辨脱肛痔漏论》提出："治脱肛之证，不越乎升举、固摄、益气三法。"在补气升举的基本治则下，结合辨证论治，加减用药或用穴，或攻或补，或清或温，皆依法而施。根据国家中医药管理局《脱肛病（直肠脱垂）中医诊疗方案（2017年版）》可知，中医辨证施治，一般分为以下4型。

1.气虚下陷型

症候：脱肛，伴肛管、直肠或部分乙状结肠全层向下移位或脱出肛门外，甚则劳累后加重；伴有脘腹重坠，纳少，神疲体倦，气短声低，头晕心悸。舌质淡，体胖，边有齿痕，脉弱。

治则：补中益气固脱。

选方：补中益气汤加减，方药取黄芪、党参、生白术、升麻、柴胡、陈皮、当归各10 g，炙甘草5 g。

水煎服，每日1剂；余药渣水煎取汁坐浴，每日2次，每次10～30分钟（下同）。

2.肾气不固型

症候：脱肛，伴肛管、直肠或部分乙状结肠全层向下移位或脱出肛门外，伴有面白神疲，听力减退，腰膝酸软，小便频数或夜尿多，久泻久痢。舌淡苔白，脉细弱。

治则：温补肾阳固脱。

选方：金匮肾气丸加减，方药取熟附子、肉桂、熟地、淮山药、茯苓、山茱萸、泽泻、丹皮各10 g。

3.气血两虚型

症候：脱肛，伴肛管、直肠或部分乙状结肠全层向下移位或脱出肛门外，伴有面白或萎黄，少气懒言，头晕眼花，心悸健忘或失眠。舌质淡白，脉细弱。

治则：益气养血固脱。

选方：八珍汤加减，方药取人参、生白术、茯苓、当归、熟地黄、白芍、川芎各10 g，炙甘草5 g。

4.湿热下注型

症候：脱肛，伴肛管、直肠或部分乙状结肠全层向下移位或脱出肛门外，嵌顿不能还纳，脱垂的直肠黏膜有糜烂、溃疡；伴有肛门肿痛，面赤身热，口干口臭，腹胀便结，小便短赤。舌红，苔黄腻，脉滑数。

治则：清热利湿固脱。

选方：葛根芩连汤加减，方药取葛根、黄芩、黄连、苍术、黄柏各10 g，炙甘草5 g。

（二）中医治疗

1.中药熏洗坐浴

中药熏洗坐浴通过药物本身的功效和药浴的温热作用达到治疗效果，使肛门括约肌保持放松状态，改善血液与淋巴循环情况，配合提肛运动，可有效改善肛门坠胀感。

2.外敷法

五倍子散或者马勃散外敷。

3.灌肠疗法

灌肠疗法又称为直肠给药法，通过肛门将中药剂直接灌注于患者直肠内，药材可直接作用于患处，促进水肿、炎症消除及粘连固定。可适用于各程度的脱垂及术后辅助治疗等。

4.手法复位

手法复位是指将脱出肛门外的直肠黏膜及时还纳肛门内，以减轻因脱出致肛门卡压导致水肿、疼痛、糜烂、出血等症状，甚至缺血性坏死，还纳后用纱布叠成塔形压迫固定。

5.针灸

可以选用督脉、足太阳膀胱经、足阳明胃经等对应腧穴针刺，或是于肛门外括约肌部位用梅花针点刺，缓解患者脱垂症状和术后疼痛、坠胀等并发症。

6.穴位注射疗法

通过穴位，将药物注入，以经络为载体，发挥药物与经穴双向调节作用，继而达到治疗的作用。

（三）西医治疗

手术治疗：作为该病的主要治疗方式，广泛适用于非手术治疗后疗效不显著及各期直肠黏膜内脱垂患者，其能最大限度地恢复原有组织结构，改善直肠黏膜内脱垂患者的症状，疗效确切，最大限度地缩短病程。主要分为传统手术式和微创手术式。

1.传统手术式

（1）注射治疗

注射治疗又称注射固脱术、直肠黏膜下注射法，适用于临床症状较轻的轻中度直肠黏膜内脱垂患者。注射药物有明矾注射液、鱼肝油制剂、消痔灵注射液等。注射治疗操作简单、安全、痛苦小，疗效确切，但只是对症治疗。

（2）直肠黏膜柱状缝扎术

对于病程较长、临床症状严重、保守治疗效果不佳的中重度直肠黏膜内脱垂患者，单纯注射治疗已不能满足其需要；直肠黏膜柱状缝扎术原理与注射治疗相似，通过对肠黏膜线性缝合的方式，在直肠腔道内形成3～4个瘢痕性支柱构成柱状框架（通常为截石位3点、7点、11点位），进而使直肠黏膜得以提拉、悬吊并固定，达到治疗目的。

（3）改良直肠黏膜袖状切除肠壁折叠术（改良Delorme术）

依据脱垂程度，环形一周游离，切除脱垂黏膜层（齿线上1～1.5 cm），并将残端吻合，达到治疗目的。该手术切除多余肠黏膜，扩大了原有肠腔容积，有效地弥补了注射治疗及柱状缝扎术的不足，术后恢复快，无开腹手术的肠粘连等并发症，省去了原术式肠壁折叠缝合步骤，缩短了手术时间，但剥离黏膜时间仍较长，出血较多，只是简单切除多余的肠黏膜，未加强黏膜下组织对直肠黏膜的支持、固定作用，远期复发率较高。

2.微创手术式

微创手术式包括吻合器痔上黏膜环切术（PPH术）、选择性痔上黏膜吻合术（TST术）以及直肠黏膜套扎术（痔上黏膜套扎术或RPH术）。

非手术疗法的作用如下：

（1）增加膳食中的纤维素，保证每日有足够的摄水量，是改善大便干燥的主要方法。其余的保守疗法包括去除病因，如治疗便秘或慢性咳嗽等导致的腹内压升高。提肛运动可锻炼肛门括约肌功能，防止脱垂。

（2）若有直肠脱垂发生，需立即复位，防止其发生水肿或嵌顿。

（3）对于症状轻微的黏膜内脱垂患者，通过积极的生活干预可有效打破此恶性循环，如保持心情舒畅，合理搭配饮食，适当进行有氧锻炼，养成良好的排便习惯，加强肛提肌收缩锻炼等。大便难解时可选用聚乙二醇4000散等容积性泻药软化大便，选用肠黏膜保护剂等减少粪便对肠黏膜的损伤，必要时辅以灌肠等。

（4）注意皮肤护理，以避免肛周皮肤受到浸渍。饮食和生活方式的改变，可改善便秘症状，从而减少直肠脱垂的发生并减轻程度的加重。

七、预防与调护

（1）生活规律化。切勿长时间地蹲坐便盆，养成定时排便的习惯，防止大便干燥，便后和睡前可以用热水坐浴，刺激肛门括约肌的收缩，对预防肛肠脱垂有积极作用。

（2）积极去除各种诱发因素。如咳嗽、久坐久站、腹泻、长期咳嗽、肠炎等，婴幼儿尤其要注意。

（3）平时要注意增加营养，肛肠脱垂患者饮食宜清淡，容易消化，少渣滓，以免大便次数增多。有习惯性便秘或大便不畅的患者，平时要多食含纤维素多的蔬菜、水果，保持大便柔软。

（4）妇女分娩和产后要充分休息，以保护肛门括约肌的正常功能。如有子宫下垂和内脏下垂者应及时治疗。

（5）避免负重远行，积极治疗慢性腹泻、便秘、慢性咳嗽等疾病，防止腹压过度增高。局部可采用丁字形托带垫棉固定，或每天进行提肛运动锻炼。

参考文献

[1] 袁刚,于梦,刘瑶,等.直肠黏膜内脱垂治疗进展[J].光明中医,2023,38（02）:258-261.

[2] 中国医师协会肛肠医师分会临床指南工作委员会.直肠脱垂外科诊治中国专家共识（2022 版）[J].中华胃肠外科杂志,2022,25(12):1081-1088.

[3] 贾小强.中医肛肠专科诊疗手册[M].北京:人民卫生出版社,2020:249.

[4] 李佳兴,贾小强.中医"治未病"思想防治脱肛病探析[J].中国肛肠病杂志,2022,42(03):70-71.

[5] 柯敏辉,郑鸣霄,石荣.从"筋脉横解,肠澼为痔"浅析脱肛病[J].中国民族民间医药,2017,26(20):54-56.

[6] 冯国绸.直肠脱垂中医、西医治疗进展[J].中外医疗,2022,41(09):195-198.

[7] 姜德友,陈天玺,毛雪莹,等.脱肛源流考[J].中医药学报,2021,49(03):60-63.

[8] 姜德友,陈天玺,毛雪莹,等.脱肛源流考[J].中医药学报,2021,49(03):60-63.

[9] 王雪冰,王立柱.浅谈直肠脱垂的中医诊疗概况[J].中国肛肠病杂志,2018,38(03):66-68.

第六章　肛周坏死性筋膜炎

肛周坏死性筋膜炎又称为 Foumier's 坏疽，是一种发生于肛周、会阴部的严重软组织感染性疾病，由多种细菌协调作用（包括需氧菌和厌氧菌）造成皮下组织及深浅筋膜化脓性坏死（严重时轻度侵及肌肉及其他组织）。

本病进展迅速，可经血液循环引起全身脓毒血症，常并发休克、多器官功能衰竭甚至死亡，早期感染诊断和治疗的延误可能会导致更高的病死率。本病是一种早期诊断困难、进展迅速的严重感染性疾病，被称为肛肠疾病中最致命的沉默杀手。

一、临床表现

1.局部症状

早期无明显特异性临床表现，仅表现为肛周或会阴区局部皮肤红肿疼痛、边界不清，局部剧烈疼痛。此时皮下组织已经坏死，因淋巴通路已被迅速破坏，故少有淋巴管炎和淋巴结炎。感染 24 h 内可波及整个肢体。受累皮肤发红或发白、水肿，触痛明显、坏死区域与健康组织间的边界不清。

发展过程中，疼痛缓解，患部麻木。由于炎性物质的刺激和病菌的侵袭，早期感染的局部有剧烈疼痛。当病灶部位的感觉神经被破坏后，则剧烈疼痛可被麻木或麻痹所替代，患处感觉减退甚至消失，局部检查时有明显捻发音，这是本病的特征之一。

奇臭的血性渗液。皮下脂肪和筋膜水肿、渗液黏混浊、发黑，最终液化性坏死，渗出液为血性浆液性液体并伴有异味。男性患者伴有阴囊肿胀，继而出现张力性水疱。由于患者营养血管被破坏和血管阻塞，表皮坏死呈紫黑色，出现含血性液体的水疱或大疱，血泡溃破后显露出黑色真皮层，有恶臭的洗肉水样稀薄液体。

2.全身症状

随着感染加重，病情急剧恶化。早期，局部感染症状尚轻，患者即有畏寒、高热、厌食、脱水、意识障碍、低血压、贫血、黄疸等严重的全身性中毒症状。若未及时救治，可出现弥散性血管内凝血和中毒性休克等。患者神态淡漠，反应迟钝。出现持续高热、心动过速、容量不足、贫血、电解质紊乱、意识障碍等脓毒症休克症状，同时可伴有低氧血症、低蛋白血症。

3.病程蔓延

（1）肛周感染；

（2）突破肛提肌；

（3）精囊腺、输精管、腹股沟管；

（4）突破Buck筋膜；

（5）蔓延进入阴囊、会阴Colles筋膜；

（6）蔓延至会阴、肛周、阴囊、腹股沟、臀部、腹壁、背部等。

肛周坏死性筋膜炎病变部位多在浅筋膜，并沿着浅筋膜向前、向后及向周围扩散，波及阴囊后向上扩散到下腹部是其最常见的发展路径。

4.检查方法

实验室检查：可见白细胞计数显著增多。

X线平片、CT、MRI、超声检查：可探及软组织肿胀增厚、皮下气肿。

组织学检查：可见坏死的筋膜及皮下组织中多形核细胞浸润，筋膜中的血管血栓形成，血管壁呈纤维蛋白样坏死。

临床上可参照Fisher诊断标准：

（1）皮下浅筋膜广泛坏死伴潜行性坑道状损害；

（2）全身中毒症状；

（3）未累及肌肉；

（4）伤口血培养未发现梭状芽孢杆菌；

（5）清创时皮下微血管栓塞。

二、中医病名及经典论述

中医将其归于"烂疗""肛疽"范畴。其他中医病名有"陷证""跨马痈""坐马痈""穿裆疽""锐疽""鹳口疽""赤施""烂疗""脏毒"。

《诸病源候论·丁疮病诸候》记载："亦有肉突起，如鱼眼之状，赤黑，惨痛彻骨，久结皆变至烂成疮，疮下深孔如大针穿之状……一二日疮便变焦黑色，肿大光起，根硬强，全不得近。"

《普济方·卷二百八十二·痈疽门总论》论述："发于股阴者，名曰赤施，不急疗六十日死，在两股之内不可疗。一云六十日死。"

《外科集验方》指出："其状色稍黑有白斑，疮中溃有脓水流出，疮形大小如匙面者，忌沸热食烂臭物。"

《灵枢·痈疽》曰："肉腐则为脓，脓不泻则烂筋，筋烂则骨伤。"

三、中西医病因病机

（一）中医病因病机

本病的病机为本虚标实、气阴不足为本、邪毒内蕴为标，气不足则卫外不固，阴不足则内热生。

因六淫之邪，或因皮肉破损，接触脏物，感染毒气，不洁之邪伤表，邪气乘虚入侵，内伏太阳或少阴，蕴而化热；若又逢湿热火毒之邪内热，久而成毒，热毒蚀肌腐肉，轻则红肿热痛、臭秽发脓，重则毒入营血，内传脏腑而成本病。

（二）西医病因病机

肛周坏死性筋膜炎是由多种细菌混合感染、需氧菌和厌氧菌协同作用的结果。最常见的有大肠埃希菌、链球菌、葡萄球菌、拟杆菌类、克雷菌、梭状孢菌和念珠菌等。细菌学方面分为两种类型：一是链球菌或金黄色葡萄球菌感染引起；二是厌氧菌和兼性好氧菌感染引起。

在生理情况下，这些病原菌毒性很低，不会对人体造成危害。外部因素，如肛周软组织损伤，肛门、尿道周围撕裂伤，血肿等会损害人体固有的防御屏障，为细菌的入侵提供有利条件。存在易感因素，如糖尿病、免疫抑制、营养不良、滥用毒品、周围性血管疾病、肾功能衰竭、恶性肿瘤或肥胖等的患者，一旦发生皮肤或消化道等侵袭性损伤，上述细菌就会变成致病菌，产生极强的毒性和破坏力。其特征性组织学表现为：皮下坏死，多形核细胞浸润，血管内纤维性血栓形成，坏死筋膜和真皮内可见病原微生物；需氧菌诱导血小板聚集和补体沉积，厌氧菌如拟杆菌产生肝素酶和胶原酶，激活血管中血栓形成，皮肤和软组织发生缺血、坏死；链球菌和葡萄球菌产生透明质酸酶、链激酶和链道酶，使坏死和缺血组织部位的细胞功能严重受损，导致感染、坏死迅速发展，组织溶解，局部表现为奇臭的血性渗液、坏死。厌氧菌产生的氢气和氮气在皮下组织内聚集，会导致捻发音的产生。

四、临床分类

（一）西医分类

按微生物种类，分为 4 个类型：

1 型：多种微生物协同作用型。

2 型：单一微生物型。

3 型：革兰氏阴性细菌或弧菌型。

4 型：真菌型。

其中，肛周坏死性筋膜炎多见于 1 型，即多种微生物协同作用。肛周坏死性筋膜炎的病原体可涵盖大肠杆菌、链球菌、拟杆菌、肠杆菌、葡萄球菌、肠球菌、假单胞菌、棒状杆菌、肺炎克雷伯菌和白念珠菌。其中，大肠杆菌最为常见。然而，近年来，随着耐药菌株的出现，罕见的致病菌，如耐甲氧西林金黄色葡萄球菌等也有被报道。

（二）中医分型

1. 湿火炽盛证

证候：初起患肢有沉重和紧束感，以后逐渐出现胀裂样疼痛，创口周围皮肤呈红色、肿胀发亮，按之陷下，迅速蔓延成片；1～2 天后肿胀加剧，可出现水疱，皮肉腐烂，持续高热；舌红，苔薄白或黄，脉弦数。

治法：清热泻火，解毒利湿。

方药：黄连解毒汤合萆薢化毒汤加减。

常用药：黄连、黄芩、黄柏、栀子、苍术、萆薢、当归、牡丹皮、牛膝、防己、木瓜、薏苡仁、秦艽等。

加减：高热不退者，加牡丹皮、生石膏。

2.毒入营血证

证候：局部胀痛，疮周高度水肿发亮，迅速呈暗紫色，间有血疱，肌肉腐烂，溃流血水，脓液稀薄，混有气泡，气味恶臭；伴发热头痛，神昏谵语，气促，烦躁不安，呃逆呕吐；舌红绛，苔薄黄，脉洪滑数。

治法：凉血解毒，清热利湿。

方药：犀角地黄汤、黄连解毒汤合三妙丸加减。

常用药：水牛角、生地黄、牡丹皮、赤芍、黄连、黄芩、黄柏、栀子、苍术等。

加减：神昏谵语者，加安宫牛黄丸2粒，分2次化服，或紫雪散4.5 g分3次吞服；便秘者，加生大黄。

五、鉴别诊断

1.中医

（1）流火

常有反复发作史，局部皮色鲜红，边缘清楚，高出周围皮肤，压之能褪色。一般无水疱，即使有水疱亦较小，刺破后流出黄水，肉色鲜红，无坏死现象。

（2）发病

发病相对较慢，疼痛渐渐加重，其红肿以中心最明显，四周较淡。溃烂后患处无捻发音，全身症状相对较轻。

2.西医

（1）肛周脓肿与坏死性筋膜炎

肛周脓肿主要是由大肠杆菌感染引起的，有时，其也是大肠杆菌与其他细菌混合感染所致。其症状相对较轻，主要是局部症状，如红肿、疼痛等。这些症状可能会影响患者的生活和工作。肛周脓肿是由肛门、肛管以及直肠周围的细菌感染所诱发的急性化脓性疾病，以肛周红、肿、热、痛为主；治疗主要是手术治疗，将脓肿切开引流，以缓解疼痛和防止感染扩散。此外，患者还可能需要接受抗生素治疗以控制感染。

坏死性筋膜炎是一种急性软组织感染，其中坏死部位涉及皮下组织和筋膜，一般不涉及肌肉组织，通常是由多种细菌混合感染引起的，这些细菌可以通过皮肤、呼吸道等途径感染，并且在人体内繁殖和扩散。其病原菌复杂，包括革兰氏阳性菌、革兰氏阴性菌和厌氧菌等。治疗需要紧急进行，包括抗感染治疗、手术治疗、支持治疗。抗感染治疗主要是使用抗生素等药物来控制感染；手术治疗主要是清除坏死组织和引流脓液等；支持治疗主要是补充营养、纠正水电解质紊乱等。该病在临床上比较少见，但死亡率很高。

（2）肛周蜂窝织炎

肛周蜂窝织炎是指肛周皮肤内大汗腺反复感染化脓所形成的慢性蜂窝织炎，并广泛蔓延，形成多发性表浅的小脓肿、窦道等，瘢痕、脓痂与溃口脓液并存，经久不愈，肛周皮肤增厚、变硬、色素沉着。该病好发于肥胖、多汗的20～40岁青壮年。其在中医学上属于"串臀瘘""蜂窝炎"等范畴。手术治疗的关键是尽量保留正常的皮肤，修剪时必须剪至正常组织边缘，目的是去除可能因炎症的纤维化反应而使大汗腺管阻塞的组织，防止病变复发。

六、治疗

（一）中医治疗

1. 内治

中药内服（辨证论治）；中成药内服（如西黄丸、安宫牛黄丸、人参健脾丸等）。

2. 外治

（1）大剂量中药熏洗坐浴

肛周坏死性筋膜炎术后创面巨大，渗液多，脓液多，疼痛剧烈，因此大剂量中药熏洗特别重要。熏洗时采用特大坐浴盆，1000 mL以上的中药汤剂，熏洗时间为30～40分钟。常用的熏洗汤药有苦劳汤、清热解毒消肿透脓方、消肿止痛方等。

坐浴时，湿性环境有利于坏死组织的溶解，坏死组织被水合而释放多种酶以及酶的活化因子。纤维蛋白和降解产物又可作为某些炎性细胞的趋化因子，使炎症细胞聚集加速清创。此外，细胞的增殖分化以及酶活性的发挥均需要水作为介质，湿性环境利于细胞增殖分化和酶活性的发挥。

熏洗可以使皮肤温度升高，毛细血管扩张，促进局部淋巴液的循环，有利于水肿的消散。温热的刺激能增强网状内皮系统的吞噬功能，促进创面的新陈代谢。

（2）局部创面冲洗和敷药

初期用玉露膏外敷，明确诊断后，采取多位点引流口冲洗，以去除坏死组织和脓液，减轻中毒反应。由上至下彻底冲洗，避免交叉感染，冲洗不留死腔，引流口置入中药药膏纱条，保持引流通道畅通；密切观察冲洗液性状，有出血倾向时及时报告医生并配合处理。

在伤口的坏死组织上应用中药膏或散剂，如八二丹、九一丹等。局部吸收药物后形成脓液，可加速坏死组织的脱落。腐肉与正常皮肉分界明显时，改掺5%～10%的蟾酥合剂或五五丹。腐肉脱落，肉色鲜润红者，用生肌散、红油膏盖贴。腐去方可生肌，创面腐肉脱落后采用"煨脓"的方法促进创面愈合（术后伤口给予红油纱条填塞引流；周围皮肤与金黄散水调匀后湿敷）。

3.物理疗法

（1）红外线凝固法

采用特制的红外线仪对局部组织照射，使内部血管凝固机化。

（2）激光疗法

激光照射使组织产生快速物理反应，使局部组织蛋白凝固变性，细胞代谢发生障碍，组织细胞甚至会发生碳化、气化。

（二）西医治疗

本病治疗的关键在于早期诊断，及时治疗。主要的治疗原则包括：早期彻底清创引流，使用广谱抗生素，予以营养支持，监测生命体征，反复评估病情，积极抗休克，及时纠正水电解质紊乱和酸中毒、低蛋白血症及贫血等情况。

手术治疗：多切口扩创引流，引流口呈网状，深度达到各个感染的肌间隙。

全身治疗：抗感染治疗、控制血糖、营养支持、中医治疗、高压氧治疗。

1.早诊断早治疗

肛周坏死性筋膜炎起病隐匿，但发展迅速，对患者生命健康造成极大威胁，临床上需早诊断早治疗，尽早清创引流是关键之举。多切口扩创引流，引流口为纵行交错呈网状，深度达到各个感染的肌间隙。彻底清创，直至暴露新鲜组织。清创后用双氧水、生理盐水等反复冲洗创面，控制感染的蔓延和扩散。

2.细菌培养

治疗早期，足量并联合应用对厌氧菌和需氧菌均有效的广谱抗生素，如甲硝唑、替硝唑、头孢类抗生素（三代）、克林霉素、林可霉素、喹诺酮类药物等。

细菌内、外毒素可迅速损害网状内皮系统的吞噬活性，并导致脓毒症休克和多器官衰竭，而有效抗菌药物的应用，可能会改善预后和临床结果。

3.营养支持

患者能量消耗增加，会进一步加剧身体负担，阻碍了伤口愈合，对此，应积极采取全身综合支持治疗，给予静脉补充白蛋白，加强肠内外营养支持，及时补充电解质，纠正低蛋白血症和水电解质紊乱。高压氧可提高局部组织氧含量，增强白细胞的吞噬作用，同时改善组织的缺氧症状，减轻血小板的激活和血栓形成，刺激成纤维细胞增生和胶原形成，促进创面愈合。

4.控制血糖

糖尿病患者因为长期高血糖，血液循环与物质代谢紊乱，免疫功能失调，抵抗力下降，更容易被厌氧菌感染，形成了一个促进细菌生存的高糖环境，降低了吞噬细胞和中性粒细胞的趋化功能，致使患者感染后病情发作更迅猛，预后更差。

5.具体操作

（1）患者优化

在不延迟初次清创时间的前提下，术前应优化患者的生理状况。脓毒症患者应给予积极的液体复苏和正性肌力或血管活性药物支持；对于危重症患者，应开放中心静脉通路，放置导尿管和鼻饲管，给予肠内营养；气管插管和机械通气也是必要的；请麻醉科医师会诊，首选全身麻醉；应查血型和交叉配血，备血液制品。

（2）抗生素的使用

在未确定致病菌之前，早期治疗应经验性、足量、规范地使用广谱抗生素。通常选2~3种抗生素联合使用，如三代或四代头孢菌素、克林霉素、甲硝唑等，必要时可给予碳青霉烯类抗生素；根据病情轻重，使疗程控制在1~2周。根据细菌培养及药敏试验结果，及时更换敏感的抗生素。

（3）术中准备

根据患者病变受累范围选择合适体位。在患者进入手术室之前，应将手术室温度调至30 ℃，特别是病变范围大、需要暴露大面积体表或生命体征不平稳的患者，低温会加重凝血障碍和出血。

（4）探查诊断

当疑诊为肛周坏死性筋膜炎（败血症、临床症状迅速恶化、皮肤坏死或水疱以及皮肤捻发音、男性阴茎肿胀）时，基于组织外观应进行一定范围的清创手术，通过探查以明确诊断。手术治疗的延迟与更高的病死率相关。一项研究显示，使用坏死性筋膜炎实验室风险指数（laboratory risk indicator for necrotizing fascitis，LRINEC）评分，24 h后清创可使病死率增加9倍。

建议患者在首诊做出疑似诊断的医院进行初始清创，以便更快地控制感染源，只要有经验的外科医生，就可立即进行手术。对于疑是肛周坏死性筋膜炎的患者，可做一小的皮肤切口，并将其分离至筋膜层；经确诊为肛周坏死性筋膜炎的患者，所涉及的筋膜不会黏附在相邻的组织，外科医生可以用手指沿着筋膜平面很容易地进行分离；也可局部探查深部的脂肪和肌肉是否受累。一旦初始清创完成，在病情许可的情况下，应转诊至三级综合性医院，因其具备多学科诊疗环境，对于处理这种复杂性质和严重程度的伤口，以及随后进行的组织重建及康复治疗更为有利。

（5）清创手术

使用手术刀片和组织剪，从明显坏死皮肤或病灶中心切开，建议运用环形清创模式，从最严重的区域逐渐向外扩展，直到健康的软组织出血为止。根据皮肤的外观，坏死区域通常远远超出最初预期的范围。应彻底探查伤口的边缘和深度，以确保完全切除坏死组织。若皮肤没有感染坏死，可行减压引流切口，清除皮下坏死组织，切口之间给予松挂线对口引流，对感染累及深部的腔隙给予置管引流。若清创不彻底，可增加患者感染性休克和肝肾功能衰竭的发生率。由于本病可危及生命，对清创后是否需要采取进一步的皮肤覆盖和重建措施应放在次要位置，但对于男性应保护睾丸，必要时可将其植入股窝内，待二期修复重建。术中应避免注射稀释的肾上腺素，尽管可减少出血，但肾上腺素注射会促进沿筋膜平面的感染播散或损害组织活力，出血时可使用电凝法止血。在清创过程中，应从多个部位获得多个组织活检和培养物，进行微生物学和组织学评估，以确认致病菌，指导敏感抗生素和抗菌敷料的选择应用。伤口边缘的标本也可行病理检查，以确认手术是否已彻底清除所有坏死和感染的组织。使用广谱抗菌液，如0.025%的次氯酸钠或双氧水反复冲洗伤口，但不推荐对深部组织使用双氧水冲洗，以防发生气体栓塞。抗菌敷料及纱布覆盖固定，送回重症监护室进行后续治疗。

（6）辅助手术

若术中发现病情比术前评估更严重时，应与患者或家属讨论，是否需要行暂时性结肠造口术，并告知患者该疾病的真实预后。对于肛周大范围感染，甚至累及直肠、盆腔和腹膜后的患者，可从暂时性结肠造口术中受益，以降低肠道细菌对继发性伤口污染的风险。术前讨论应确定造口的位置、造口的方法（腹腔镜或开放）以及可能的回纳时机。

肛周坏死性筋膜炎的诊断与治疗如图6-1所示。

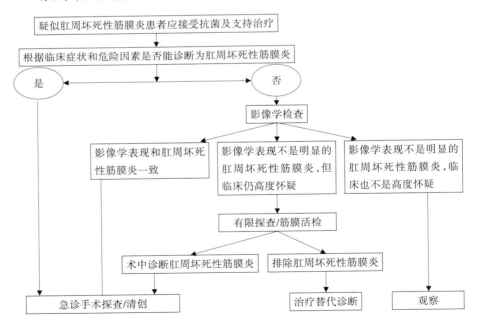

图6-1 肛周坏死性筋膜炎的诊断与治疗

七、预防与调护

1. 预防

糖尿病、免疫抑制、营养不良、滥用毒品、周围性血管疾病、肝脏肾脏疾病、恶性肿瘤或肥胖、长期饮酒、获得性免疫缺陷综合征、长期使用类固醇激素或细胞毒性药物、肛周感染等患者为易感人群。

（1）积极锻炼身体，提高抗病能力

平时自觉进行有氧运动，如散步、游泳等。久站久坐的人群，要尽量安排时间活动下肢和臀部肌肉，使气血通畅，减少局部气血瘀滞。控制体重和血糖。

（2）注意劳逸结合和起居调摄

预防肛门疾病要适当休息，劳逸适度。养成良好的生活习惯，避免久站久坐久蹲。急危重症患者，协助其在床上做被动运动。慢性病或恢复期患者，可保持适度户外活动，以舒筋活络，调养气血。注意个人卫生，保持肛周、会阴部清洁、干燥。

（3）避免情志刺激，保持精神愉快

戒怒少思，心胸开阔，避免七情过极，提高自身修养和自我调节能力，减少外界不良事物对心理的刺激。

（4）饮食有节，合理搭配

多吃新鲜蔬菜水果，少吃辛辣刺激性食物，多饮温开水。食五谷杂粮，荤素搭配，限制肥甘厚味，禁止饮酒。注意饮食卫生，不食变质腐烂之品，食物存放在专用器具或冰箱冷藏，不可随意乱放，保持食品干净卫生。

（5）规律排便，保持通畅

养成每日定时大便1次的习惯，排便时做到用力最小，时间不超过10分钟，有便意感时，立即去排便，排便时不要看书报、吸烟、打电话、聊天。预防便秘和腹泻，保持良好的排便习惯。

肛周感染肿痛，请及时到医院检查，明确诊断并及时治疗。切忌简单消炎、止痛，以免延误病情，出现更严重的情况。

2. 调护

（1）二次手术和后续清创术

患者自身抵抗力较差，很可能会造成术后筋膜继续坏死，感染继续蔓延，需要多次手术。如果患者生命体征继续恶化，在保证患者安全的情况下，可行 MRI 检查以明确是否有残留坏死感染灶，必要时进行再次手术清创。常规换药时，对于小范围的坏死组织，应及时清创，平均需要 3～4 次清创。除了标准的术后血液检查和定期临床评估外，建议每 6～8 h 检测 1 次降钙素原、C-反应蛋白（C-recative protein，CRP）和乳酸水平，因为这些感染标志物有助于确定重复清创的时机。其中，降钙素原与感染严重程度和器官功能障碍密切相关，也有助于指导抗菌药物的使用和疗效评估。

（2）伤口管理

敷料：使用抗菌敷料可为伤口愈合提供最佳的环境，抗菌敷料在外科清创术中发挥重要作用，可减少生物负荷和表面污染。抗菌材料包括 0.025% 的次氯酸钠、聚六亚甲基双胍/甜菜碱、碘伏、醋酸、醋酸麦芬胺和各种银离子敷料。

负压伤口疗法：目前，该负压疗法被用于肛周坏死性筋膜炎的治疗。该方法就是对肛周和会阴部创面完全封闭，并持续负压吸引。有文献报道，将负压封闭引流技术应用于肛周坏死性筋膜炎清创术后创面的治疗，可减少疼痛，加快愈合。

高压氧治疗：关于高压氧治疗，研究表明是有益的。研究结果表明，韦氏梭状芽孢杆菌感染的患者在初始清创后进行高压氧治疗可以获益。在我国，有使用高压氧作为肛周坏死性筋膜炎辅助治疗的成功经验，认为高压氧可以改善局部组织供氧，可为伤口愈合提供有利条件，增强吞噬细胞功能，减轻局部组织水肿，提高周围正常组织对致病菌的抵抗能力，有效改善患者预后。

（3）疼痛管理

肛周坏死性筋膜炎患者在整个病程中会经历严重的疼痛和焦虑。建议使用非甾体类消炎镇痛药，如帕瑞昔布、氟比洛芬酯等，疼痛会损害身体和心理健康，并会增加异常性疼痛或痛觉过敏的风险。需要定期评价和评估患者的疼痛并根据治疗和护理的需要，调整镇痛策略。

（4）营养支持治疗

肛周坏死性筋膜炎患者都应接受完整的营养评估，以确定所需营养支持的适当途径和类型。对于低蛋白血症的患者，予静脉补充白蛋白或新鲜血浆。在频繁的外科手术或其他干预措施过程中，如果患者长时间禁食，可能会发生营养不良的情况，导致成纤维细胞增殖不足，损害新生血管形成并降低机体免疫力。合理的肠内肠外营养，可达到粪便转流效果，减少结肠造口的应用，使患者获益达到最大化。

（5）外科重建

一旦感染控制，不再需要继续手术清创时，下一个目标就是外科重建，包括覆盖和缝合创面。大多数肛周坏死性筋膜炎病例适合用游离皮肤自体移植以获得永久性覆盖。会阴重建包括残余的阴囊皮肤游离、植皮以及带蒂或游离皮瓣移植，带蒂股薄肌瓣、臀大肌皮瓣、大腿皮瓣和随机皮瓣常用于会阴重建，效果满意，发病率低。

（6）康复

根据患者的年龄、基础疾病史、患病前的功能水平、手术干预的阶段以及肛周坏死性筋膜炎的严重程度和位置，来制订具体的康复方案。可以使用多种疗法，包括力量和灵活性训练、瘢痕治疗和功能康复训练。

参考文献

[1]郭玮妮,陆文洪.中医外治法治疗肛周坏死性筋膜炎术后研究进展[J].江西中医药,2024,55(01):74-77.

[2]孙健,郑德,林晖,等.中医外治法在肛周坏死性筋膜炎围手术期的应用进展[J].中国中医急症,2023,32(07):1305-1308+1316.

[3]吴孟然.肛周坏死性筋膜炎[J].开卷有益——求医问药,2023,(06):26.

[4]尚利莹,姚鑫,钟冯倩.肛周坏死性筋膜炎合并脓毒血症患者的临床护理[J].齐鲁护理杂志,2022,28(20):158-159.

[5]张燕,马富明,李峰.肛周坏死性筋膜炎临床治疗经验总结[J].内蒙古中医药,2019,38(07):84-86.

[6]陈瑞超,刘畅.中西医结合治疗肛周急性坏死性筋膜炎的经验体会[J].中国社区医师,2014,30(33):103-104,106.

第七章　溃疡性结肠炎

　　溃疡性结肠炎（ulcerative colitis，UC）是一种病因尚不十分清楚的结肠和直肠慢性非特异性炎症性疾病，病变部位局限于大肠黏膜及黏膜下层。病变多位于乙状结肠和直肠，也可延伸至降结肠，甚至整个结肠。病程漫长，常反复发作。溃疡性结肠炎已经成为一个全球性的健康挑战，据统计，2023年溃疡性结肠炎的全球患病率为500万例。尽管多数研究表明，高收入国家溃疡性结肠炎的发病率保持稳定或下降，低收入和中等收入国家溃疡性结肠炎的发病率急剧上升。但仍有研究发现，部分高收入国家溃疡性结肠炎的发病率仍在上升。溃疡性结肠炎在男女中的患病率相似，发病高峰年龄在二十岁至四十岁之间，但六十岁以上人群的发病病例正在迅速增加，在新增病例中的占比高达20%。

一、临床表现

　　溃疡性结肠炎的最初表现有许多形式，血性腹泻是最常见的早期症状。黏液脓血便是溃疡性结肠炎活动期的重要表现，症状轻的患者每日排便2~4次，重者每日可达10次以上。除此之外的症状都不够典型，可有腹痛、腹胀或者出现食欲减退、恶心呕吐，严重的患者还会出现口腔反复溃疡、外周关节炎等肠外症状以及衰弱、贫血、消瘦等全身症状。其他症状有腹痛、便血、体重减轻、里急后重、呕吐等，偶尔表现为关节炎、虹膜睫状体炎、肝功能障碍和皮肤病变。发热则相对是一个不常见的征象，在大多数患者中本病表现为慢性，在少数患者（约占15%）中呈急性、灾难性暴发的过程。这些患者表现为频繁血性粪便，可多达30次/天，或伴有高热、腹痛等症状。

　　体征与病期和临床表现直接相关，患者往往有体重减轻和面色苍白的症状，在疾病活动期腹部检查时结肠部位常有触痛。可能有急腹症征象伴发热和肠鸣音减少，在急性发作或暴发型患者中尤为明显。中毒性巨结肠患者可有腹胀、发热和急腹症征象，由于频繁腹泻，肛周皮肤可有擦伤、剥脱。还可发生肛周炎症，如肛裂或肛瘘，后者在Crohn病中更为常见。直肠指检时患者常有疼痛感。皮肤、黏膜、舌、关节和眼部的检查极为重要。

二、中医病名及经典论述

溃疡性结肠炎在中医学上归属"久痢""肠澼"等范畴，常因先天禀赋不足、脾胃虚弱、饮食不节、情志失调、感受外邪等因素诱发，引起脏腑功能失常、气机紊乱、湿热内蕴、肠络受损，久而由脾及肾，导致气滞血瘀、寒热错杂。春秋战国时期，扁鹊《难经·五十七难》："胃泄者，饮食不化色黄……大瘕泄者，里急后重，数至有而不能便，茎中痛"；张仲景《伤寒论》："下利便脓血者""热利下重者""下利，寸脉反浮数，尺中自涩，必有脓血""下利已差，至其年、月、日，时复发者，以病不尽故也"等。《诸病源候论·久赤白痢候》曰："久赤白痢者，是冷热不调，热乘于血，血渗肠间，与津液相杂而下，甚者肠虚不复，故赤白连滞，久不瘥也。"其主要从脏腑虚损来认识久痢。《灵枢·论疾诊尺》言"春伤于风，夏生后泄肠澼"，《素问·生气通天论篇》言"因而饱食，筋脉横解，肠澼为痔"，《素问·太阴阳明论篇》指出"食饮不节，起居不时者，阴受之，阴受之则入五脏，入五脏则满闭塞，下为飧泄，久为肠澼"，《黄帝内经》主要从风邪及饮食不节的角度来认识肠澼的病因，认为其病性属热。李杲在《脾胃论·肠澼下血论》中指出"夫肠澼者，为水谷与血另作一派，如溉桶涌出也。今时值长夏，湿热盛正当客气胜而主气弱也，故肠澼之病甚"，认为肠澼主要由于长夏湿热盛，造成湿热之客气盛，而主气弱所致。《景岳全书·泄泻》记载"凡遇怒气便作泄泻者，必先以怒时挟食，致伤脾胃"，《证治汇补·痢疾》则言其为"七情乖乱，气不宣通，郁滞肠间"导致"发积物"而成，认为肠澼主要由情志失调而起。

三、中西医病因病机

（一）中医病因病机

中医认为，若素体脾胃虚弱，或感受外邪、饮食不节、劳倦或情志不畅，导致脾胃受损，耗气伤血，水谷不化，化浊生热，壅滞于肠道，肠络受损，气血搏结，热壅肉腐，而化为脓血下痢。日久脾病及肾，阳气虚损，泻痢迁延难愈，形成虚实夹杂之证。

（二）西医病因病机

西医认为，溃疡性结肠炎的病因尚不明确，但普遍认为其发病与免疫、遗传、环境及肠道感染等多因素有关。溃疡性结肠炎的病变特点为连续性弥漫性黏膜和黏膜下层炎症，很少累及肌层和浆膜。溃疡性结肠炎病变表浅，不易发生肠狭窄或穿孔。

四、临床分类

（一）西医分类

根据病程，溃疡性结肠炎分为4型：初发型，指无既往史的首次发作；慢性复发型，临床上最多见，发作期与缓解期交替；慢性持续型，症状持续，间以症状加重的急性发作；急性暴发型，比较少见，但是病情严重，并发症较多。各型之间可以相互转化。根据严重程度，可以分为轻度、中度、重度。按照病变范围，可以分为直肠炎、左半结肠炎和全结肠炎。按照病情分期，可以分为活动期和缓解期。

（二）中医分型

中医分为8型：湿热蕴肠证、热毒炽盛证、浊毒内蕴证、脾虚湿蕴证、寒热错杂证、肝郁脾虚证、脾肾阳虚证、瘀阻肠络证。

五、鉴别诊断

多种肠炎也可以引起类似溃疡性结肠炎的症状，所以需要与感染性肠炎、阿米巴肠炎、肠易激综合征、血吸虫病等感染性肠炎，以及克罗恩病等非感染性肠炎鉴别。

1.感染性肠炎

各种细菌感染，如志贺菌、沙门菌等，可引起腹泻、黏液脓血便、里急后重等症状，易与溃疡性结肠炎混淆。粪便致病菌培养可分离出致病菌，使用抗生素可治愈。

2.阿米巴肠炎

粪便或结肠镜取溃疡渗出物检查，可找到溶组织阿米巴滋养体或包囊体，血清抗阿米巴抗体阳性。

3.肠易激综合征

粪便可有黏液但无脓血，显微镜检查正常，隐血试验阴性。结肠镜检查无器质性病变。

4.血吸虫病

有疫水接触史，粪便检查可发现血吸虫卵，孵化毛蚴阳性。活检黏膜压片或组织病理检查发现血吸虫卵。血清血吸虫抗体检测亦有助于鉴别。

5.克罗恩病

克罗恩病是一种慢性肉芽肿性炎症性疾病，多见于末段回肠及邻近结肠，但口腔至肛门的各段消化管也可累及，呈节段性、跳跃式发展。

六、治疗

1.中医治疗

活动期溃疡性结肠炎的主要病机是湿热蕴结于肠道的气血失调；缓解期的主要病机是脾虚湿滞所致的脾运输功能障碍。

（1）内治法

①湿热蕴肠证

主症：腹痛、腹泻、便下黏液脓血、里急后重、肛门灼热。

次症：身热、小便短赤、口干口苦、口臭。

舌脉：舌质红，苔黄腻，脉滑数。

治法：清热祛湿止泻。

方药：芍药汤加减联合氨基水杨酸制剂。

②热毒炽盛证

主症：便下脓血或血便，量多次频；发热。

次症：里急后重，腹胀，口渴，烦躁不安，腹痛明显。

舌脉：舌质红，苔黄燥，脉滑数。

治法：清热解毒止泻。

方药：白头翁汤联合氨基水杨酸制剂。

③浊毒内蕴证

主症：大便脓血并重，里急后重，大便黏腻，排便不爽。

次症：口干口苦、口黏，头身困重，面色晦滞，小便短赤不利，腹痛。

舌脉：舌质红，苔黄腻，脉弦滑。

治法：化浊解毒。

方药：翁连解毒汤联合氨基水杨酸制剂口服。

④脾虚湿蕴证

主症：腹泻，夹有不消化食物；黏液脓血便，白多赤少，或为白冻。

次症：肢体倦怠，神疲懒言；腹部隐痛；脘腹胀满；食少纳差。

舌脉：舌质淡红，边有齿痕，苔白腻，脉细弱或细滑。

治法：健脾祛湿。

方药：参苓白术散（丸、颗粒）联合氨基水杨酸制剂。

⑤寒热错杂证

主症：下痢稀薄，夹有黏冻；反复发作。

次症：四肢不温，腹部灼热，腹痛绵绵，口渴不欲饮。

舌脉：舌质红或淡红，苔薄黄，脉弦或细弦。

治法：平调寒热，益气和中。

方药：乌梅丸（《伤寒论》）联合氨基水杨酸制剂。

⑥肝郁脾虚证

主症：常因情志因素诱发大便次数增多，大便稀烂或黏液便，腹痛即泻，泻后痛减。

次症：排便不爽，饮食减少，腹胀，肠鸣。

舌脉：舌质淡红，苔薄白，脉弦或弦细。

治法：疏肝健脾止泻。

方药：痛泻要方合四逆散加味。

⑦瘀阻肠络证

主症：腹痛拒按，痛有定处；下利脓血，血色暗红或夹有血块。

次症：面色晦暗，腹部有痞块，胸胁胀痛，肌肤甲错，泻下不爽。

舌脉：舌质暗红，有瘀点瘀斑，脉涩或弦。

治法：化瘀通络，和营止血。

方药：少腹逐瘀汤加减。

⑧脾肾阳虚证

主症：久泻不止，大便稀薄；夹有白冻，或伴有完谷不化，甚则滑脱不禁。

次症：腹胀，食少纳差，腹痛喜温喜按，形寒肢冷，腰酸膝软。

舌脉：舌质淡胖，或有齿痕，苔薄白润，脉沉细。

治法：温补脾肾。

方药：四神丸加减。

（2）外治法

①中医灌肠疗法

大肠湿热证患者可用葛根芩连汤加减灌肠辅助治疗；火毒炽盛证患者可用白头翁汤加减灌肠辅助治疗。临床使用时，医生可调整处方，以一种药材为核心，与其他4～8种药材配伍。清热祛湿的药材，如黄柏、黄连、苦参、黄芩等；清热解毒的药材，如白头翁、马齿苋、青黛、野菊花、白花蛇舌草、败酱草等；凉血止血的药材，如地榆、槐花、紫草、大黄炭、侧柏叶等；收敛止血的药材，如血余炭、棕榈炭等；生肌止血的药材，如白及、三七、血竭、儿茶、炉甘石等；收敛和保护黏膜作用的药材，如诃子、赤石脂、石榴皮、五倍子、乌梅、苦矾等；以及健脾温肾的药材，如黄芪、党参、肉桂等。

②中医针刺疗法

不同证型的溃疡性结肠炎患者均可接受针刺治疗，根据患者的证候和临床表现，以足阳明胃经腧穴为主，且多用特定穴，以募穴为主。天枢穴为治疗该病最为核心的腧穴，与足三里、上巨虚、大肠俞等穴配伍使用。

③中医艾灸疗法

除火毒炽盛证外，所有溃疡性结肠炎患者均可接受艾灸治疗，包括悬灸、直接灸（无疤痕艾灸）或隔姜灸。

④腹壁推拿

腹壁推拿包括大鱼际揉法、掌根推法、循经推法及腹壁穴位（主要包括关元、天枢等）指揉法等。

2.西医治疗

溃疡性结肠炎的治疗目标为活动期诱导临床症状缓解、血清或粪便炎性标志物正常化，并力争达到内镜下黏膜愈合；缓解期维持治疗，以求实现长期维持无激素临床症状缓解、炎性标志物正常和黏膜愈合，防治并发症，从而改善远期结局，避免残疾，提高与健康相关的生活质量。

（1）诱导缓解

①轻度溃疡性结肠炎

a.对于轻度（初治）活动性溃疡性结肠炎，建议口服5-氨基水杨酸（5-aminosalicylicacid，5-ASA)(2～4 g/d)诱导缓解，疗效与剂量成正比关系。

b.轻度活动性直肠型溃疡性结肠炎：5-ASA直肠给药诱导缓解。

c.轻中度左半结肠型活动性溃疡性结肠炎：口服5-ASA联合灌肠治疗，灌肠药物包括5-ASA、局部糖皮质激素制剂等。

d.轻中度活动性溃疡性结肠炎和中度活动性溃疡性结肠炎5-ASA治疗无效，更换为口服全身糖皮质激素或生物制剂（英夫利西单抗、阿达木单抗、维得利珠单抗等）来诱导缓解；

e.对5-ASA无效或不耐受，特别是合并有机会性感染的轻中度活动性溃疡性结肠炎：可考虑选择性使用白细胞黏附治疗。

②中重度溃疡性结肠炎

a.重度活动性溃疡性结肠炎：建议给予口服或静脉注射糖皮质激素诱导缓解。

b.糖皮质激素依赖的中重度活动性溃疡性结肠炎：可联合使用硫嘌呤类药物以帮助激素减停，或换用英夫利西单抗、维得利珠单抗治疗。

③急性重度溃疡性结肠炎

a.对怀疑急性重度溃疡性结肠炎的患者，在生命体征平稳的条件下，建议24～48 h内进行直肠镜或限制性乙状结肠镜检查，以明确诊断，评估病情，并排除合并感染。

b.确诊急性重度溃疡性结肠炎的患者，不应因可疑合并感染结果未回报，而推迟糖皮质激素或生物制剂使用时间，但需要在抗感染和临床密切监测下使用。

c.急性重度溃疡性结肠炎患者禁用止泻剂、抗胆碱能药物、阿片类制剂、NSAIDs等，以避免诱发结肠扩张；急性重度溃疡性结肠炎患者不推荐常规使用广谱抗菌药物，但是对中毒症状明显或局部腹膜炎者可考虑静脉使用广谱抗菌药物。

d.如无明显禁忌证，急性重度溃疡性结肠炎初治患者治疗首选糖皮质激素，如甲泼尼龙40～60 mg/d，或氢化可的松300～400 mg/d。剂量加大不会增加疗效，但剂量不足会降低疗效。如既往有反复激素治疗史，有激素依赖或激素抵抗者，可首选生物制剂治疗。

（2）维持治疗方案

①轻度溃疡性结肠炎

a.对于轻度活动性直肠型溃疡性结肠炎：5-ASA诱导缓解后建议选择0.5～1.0 g/d的美沙拉嗪栓或>2 g/d的美沙拉嗪口服（不超过4 g/d）维持治疗。

b.对于轻度活动性左半结肠型溃疡性结肠炎：5-ASA诱导缓解后建议选择1～2 g/d的美沙拉嗪灌肠液，或（和）>2 g/d的美沙拉嗪口服（不超过4 g/d）维持治疗。

c.对于轻度活动性全结肠溃疡性结肠炎：5-ASA诱导缓解后建议选择>2 g/d的美沙拉嗪口服维持治疗。

d.对于激素治疗无效或依赖的轻、中度活动性溃疡性结肠炎：可使用免疫抑制剂（硫唑嘌呤、沙利度胺等）、生物制剂（IFX、VDZ）、小分子药物（托法替布、乌帕替尼等）维持缓解。

②中重度活动性溃疡性结肠炎及急性重度溃疡性结肠炎

a.对于中重度活动性溃疡性结肠炎及急性重度溃疡性结肠炎：不建议糖皮质激素维持治疗，建议使用5-ASA、硫嘌呤类免疫抑制剂或生物制剂以实现激素减撤及维持缓解；

b.对于中重度活动性溃疡性结肠炎及急性重度溃疡性结肠炎患者：生物制剂或小分子药物诱导缓解后，建议继续使用生物制剂或小分子药物维持治疗。

（3）手术治疗方案

23%～45%的溃疡性结肠炎患者需要通过手术切除结肠，手术适应证为：在溃疡性结肠炎的活检组织中发现了癌细胞、出现了危及生命的并发症（如巨结肠或出血等）、长期药物治疗但病情没有缓解，甚至加重。

①结肠切除

将整个结肠切除的手术被称为结肠切除术。切除结肠和直肠的手术被称为直肠结肠切除术。两种手术均可用于治疗溃疡性结肠炎。结肠癌在溃疡性结肠炎患者中的发病率非常高,以上两种手术也可降低结肠癌的患病风险。溃疡性结肠炎患者需要接受手术时,公认的标准方式为直肠结肠切除术。

②回肠储袋肛管吻合术

回肠储袋肛管吻合术是指骨盆袋或回肠储袋肛管吻合术。这种手术不需要永久性造口,也被称为恢复性直肠结肠切除术。患者仍可以通过肛门排便。手术仅切除了结肠和直肠,利用小肠在体内新建一个储袋或容器,被称为J袋,作为新的排便方式,J袋与肛门相连。这种手术通常需要两次完成。两次手术之间,患者需要一个临时的回肠造口。

七、预防与调护

目前的医疗水平决定了溃疡性结肠炎是不可能治愈的,但是严格按照合理的治疗方案,坚持服药,患者一般还是可以有比较良好的生活质量的。许多患者的病情经药物治疗能得到很好的控制,但仍有15%～30%的溃疡性结肠炎患者需要手术治疗。所以患者应保持心情舒畅,减轻压力,避免因为疾病出现过度的焦虑和抑郁,调整饮食结构,减少纤维摄入量,注意低渣饮食,避免食用生冷刺激食物。

参考文献

[1] ZHANG S S, ZHAO L Q, SHEN H, et al. International clinical practice guideline on the use of traditional Chinese medicine for ulcerative colitis by Board of Specialty Committee of Digestive System Disease of World Federation of Chinese Medicine Societies(2023)[J]. Phytotherpay research, 2024, 38(2): 30.

[2] 傅智浩,韩啸,石磊,等.《中成药治疗溃疡性结肠炎临床应用指南》解读[J].中国中西医结合消化杂志,2023,31(09):659-664.

［3］中国中西医结合学会.溃疡性结肠炎中西医结合诊疗专家共识［J］.中国中西医结合杂志,2023,43(01):5-11.

［4］邱小京,郭修田.溃疡性结肠炎的中西医认识及诊治［J］.上海中医药大学学报,2023,37(02):68-75.

［5］中华医学会消化病学分会炎症性肠病学组.中国溃疡性肠炎诊治指南［J］.中华炎性肠病杂志,2024,8(1):33-58.

［6］高艺格,张立平,姚玉璞,等.活动期溃疡性结肠炎的针药治疗进展［J］.中国中医急症,2021,30(12):2249-2256.

第八章 克罗恩病

1932 年，美国外科医生 Burrill B. Crohn 与他的同事 Leon Ginzburg 和 Gordon D. Oppenheimer 在《美国医学会杂志》上发表了论文，首次提出"局限性回肠炎"这一病名，并详细描述了该病的典型症状，如腹痛、腹泻、贫血及体重减轻等。最初他们认为这可能是一种新形式的肠道结核病，但经过广泛研究和分析后，确定这是一种与结核病不同的独特疾病。1973 年，世界卫生组织为了纪念 Burrill B. Crohn 对这种疾病的诊断贡献，将其正式命名为"Crohn's disease（CD）"，即克罗恩病。它是一种原因尚不明确的胃肠道慢性炎性肉芽肿性疾病。病变可累及全消化道，从口腔至肛门各段消化道均可受累，病变呈节段性或跳跃式分布，好发于回肠末段及其邻近结肠。

一、临床表现

临床表现为慢性起病，反复发作的腹痛、腹泻，伴腹部包块、瘘管形成和肠梗阻，可伴有不同程度的全身症状，如乏力、发热、贫血、厌食、体重减轻等，以及关节、皮肤、眼、口腔黏膜、肝脏等肠外损害。

二、中医病名及经典论述

目前，中医对该疾病的命名主要是根据其疾病所处阶段及相关症状进行的。若以腹痛为主症时，可命名为"腹痛"，若以泄泻为主症时，可命名为"泄泻"。《丹台玉案·泄泻门》指出："泄者，如水之泄也，势犹沛缓；泻者，势似直下，微有不同，而其病则一，故总名之曰泄泻。"《素问·举痛论》指出："寒邪客于小肠，小肠不得成聚，故后泄腹痛矣。"腹痛反复发作伴有黏液脓血可诊断为"肠澼"，《素问·通评虚实论》有言："便时澼澼作响，便出物性如脓涕，甚则夹杂鲜血，故将其称为肠澼。"若病情进展，出现腹部包块，可归属于"积聚"范畴；甚者出现肠道梗阻，可归属于"肠结"。汪机《外科理例》曰"天枢隐隐痛，大肠疽；其上肉微起，大肠痈"，与克罗恩病的肉芽肿性病变极为符合。《金匮要略》言"肠痈者，少腹肿痞，按之即痛如淋……脉洪数，脓已成"，与克罗恩病的腹部包块症状一致。《疡科心得集》言"小肠痈者，少腹肿而硬，按之则痛……腹皮急，甚则腹胀大"，与克罗恩病的腹痛、触及炎性包块等症状相符合。若肛周病变明显，可诊断为"肛瘘"，《太平圣惠方》记载："有诸痔毒气，结聚肛边……或生结核，穿穴之后，疮口不合，时有脓血……经久不差，故名痔瘘也。"久病脏腑亏损，气血阴阳虚弱，则属于"虚劳"。

三、中西医病因病机

（一）中医病因病机

中医认为，CD的发生多与感受外邪、饮食不节、情志失调、久病体虚等因素密切相关。湿热内蕴、气滞血瘀、脾肾亏虚是其病机关键，病理性质为本虚标实、虚实夹杂。

（二）西医病因病机

西医认为，CD的形成原因较为复杂，目前其病因及具体发病机制尚未明确，现代医学普遍认为可能涉及环境因素、遗传因素、肠道菌群失调和免疫功能失调等多个方面，这些致病因素导致肠黏膜组织内免疫系统异常应答，致使肠道炎症发生。其中，最主要的是免疫功能紊乱和肠道菌群的改变和影响。

四、临床分类

（一）西医分类

1.蒙特利尔分型

蒙特利尔分型是目前公认的CD分型国际标准。

（1）根据患者的年龄划分

A1：小于16岁；A2：16岁到40岁；A3：大于40岁。

（2）根据病变部位划分

L1：回肠末段；L2：结肠；L3：回结肠；L4：上消化道（临床上指口腔至十二指肠这一段）。

（3）根据疾病行为划分

B1：非狭窄非穿透；B2：狭窄；B3：穿透；P：肛周病变。

其中：L4可与L1、L2、L3同时存在；B1随时间推移可发展成为B2、B3；P可与B1、B2、B3同时存在。

2.简化克罗恩病活动指数评分

简化克罗恩病活动指数评分如表7-1所示。

表7-1　简化克罗恩病活动指数评分

项目	0分	1分	2分	3分	4分
一般情况	良好	稍差	差	不良	极差
腹痛	无	轻	中	重	—
腹部包块	无	可疑	确定	伴随触痛	—
腹泻	稀便每日1次记1分				
肠外表现/并发症*	每种记1分				

肠外表现/并发症包括关节痛、虹膜炎、结节性红斑、坏疽性脓皮病、口腔阿弗他溃疡、肛裂、新瘘管、脓肿等；总分≤4分为缓解期，5～7分为轻度活动期，8～16分为中度活动期，＞16分为重度活动期。

3.Best克罗恩病活动指数评分

Best克罗恩病活动指数评分如表7-2所示。

表7-2　Best克罗恩病活动指数评分

变量	权重
稀便次数(1周)	2
腹痛程度(1周总评,0～3分)	5

变量	权重
一般情况（1周总评，0～4分）	7
肠道外表现与并发症（1项1分）	20
阿片类止泻药应用（0、1分）	30
腹部包块（无包块0分，可疑2分，确定5分）	10
血细胞比容降低（正常：男性0.4，女性0.37）	6
100×（1–体质量/标准体质量）	1

肠道外表现与并发症包括关节炎、关节痛、虹膜炎、葡萄膜炎、结节性红斑、坏疽性脓皮病、口腔溃疡、肛裂、肛瘘、肛周脓肿、其他肠道相关瘘管、发热（1周内体温超过37.8 ℃）；总分＜150分为缓解期，150～220分为轻度活动期，221～450分为中度活动期，＞450分为重度活动期。

（二）中医分型

《中医消化病诊疗指南》提出，将CD分为湿热蕴结证、寒湿困脾证、气滞血瘀证、肝郁脾虚证、脾胃虚寒证5个证型，分别采用白头翁汤、胃苓汤、膈下逐瘀汤、痛泻要方、参苓白术散合附子理中汤加减进行治疗。后期经过参考多个文献，在其基础上增加了脾虚痰湿证、脾肾阳虚证和气血亏虚证3个证型，分别采用四君子汤合苍附导痰丸、四神丸、生脉散化裁治疗。

五、鉴别诊断

1.溃疡性结肠炎

其损伤通常是持续性的，几乎都有累及直肠，末端回肠病变的病例少于25%，一般来说并不会有透壁病变，相比之下，瘘管、脓肿、狭窄很少见，10%～15%的患者为未定型结肠炎，克罗恩病和溃疡性结肠炎的特征有重叠。

2.肠系膜淋巴结炎和肠炎

肠系膜淋巴结炎和肠炎通常会引起儿童、青少年的右下腹痛，肠系膜淋巴结增大，回肠壁增厚，通常会在2～4天内缓解。

3.感染性的结肠炎或者回肠炎

感染性的结肠炎或者回肠炎是机会性感染细菌、寄生虫或病毒等病原体所引起的肠道炎症，如感染肺结肺分枝杆菌，通常可见回盲肠透壁、狭窄、瘘管；感染隐孢子虫可引起肠壁增厚、皱裂和腔内液体增加。

4.放射性肠炎

放射性肠炎病因是治疗性或者过量的腹部放射性照射，通常是骨盆的小肠节段以及直肠，肠壁增厚，肠腔狭窄，类似于克罗恩病的狭窄。

5.淋巴瘤

胃肠道中更常见非霍奇金淋巴瘤，可见淋巴结、息肉、浸润包块，集中浸润在末端回肠，有肠腔的动脉瘤样扩张、肠壁腊肠样软组织密度的增厚、肠系膜和腹膜后淋巴结增大（>1 cm）。

六、治疗

1.中医治疗

CD属本虚标实、虚实夹杂之证，以湿热蕴结证、气滞血瘀证、脾胃虚寒证为主，治疗上多以清利湿热、活血行气、健脾温肾为主要方法。

（1）内治法

①湿热蕴结证

症状：大便泻下臭秽或夹鲜红色血；腹痛拒按；肛门灼热肿痛；舌红，苔黄腻。

治法：清热利湿。

方药：白头翁汤、芍药汤加减。

②寒湿困脾证

症状：腹泻，大便清稀如水样；腹痛，喜温喜按；舌苔白腻。

治法：散寒祛湿。

方药：胃苓汤加减。

③气滞血瘀证

症状：腹部积块，固定不移；腹部胀痛或刺痛；大便溏泄或为黑便；舌紫暗或有瘀斑。

治法：行气活血化瘀。

方药：少腹逐瘀汤、膈下逐瘀汤加减。

④肝郁脾虚证

症状：腹部胀痛（与情绪有关），腹痛即泻，泻后痛减；少腹拘急疼痛；大便溏薄；舌苔薄白。

治法：疏肝理气健脾。

方药：脉弦痛泻要方合四逆散加减。

⑤脾胃虚寒证

症状：腹部隐痛，喜温喜按；大便溏；肠鸣腹胀；少气懒言；舌淡，苔白，脉缓弱。

治法：温补脾胃。

方药：参苓白术散合附子理中汤加减。

⑥脾肾阳虚证

症状：腹痛隐隐，时作时止，畏寒喜暖，大便稀溏，或黎明即泻，食欲不振，腰酸多尿，舌质淡或胖有齿印，苔白，脉沉或沉细无力。

治法：温补脾阳。

方药：参苓白术散合四神丸加减。

⑦脾虚痰湿证

症状：腹痛，形体肥胖，身体酸重，口中黏腻，呕吐痰涎，舌质淡胖，苔白腻，脉滑或濡。

治法：健脾祛湿止泻。

方药：四君子汤合苍附导痰丸加减。

⑧气血亏虚证

症状：腹部隐痛，食少或久不欲食，神疲乏力，长期便溏，舌淡脉细或虚。

治法：补益气血。

方药：生脉散加减。

（2）外治法

①中药保留灌肠

选用敛疮生肌、活血化瘀与清热解毒类中药灌肠法治疗，适用于回结肠型及结肠型。药物可直达病灶，无消化道刺激等不良反应，效果显著。

②针刺疗法

针刺具有疏通经络、抗炎镇痛、促进气血运行的功效。临床研究证实，针灸比非针灸治疗在降低克罗恩病疾病活动指数以及改善患者的一般情况和提高生活质量方面更有优势，可以作为一种辅助治疗手段用于轻、中度活动期的患者，可选取太溪穴、天枢穴、中脘穴、关元穴、足三里穴、三阴交穴、太冲穴等。

③灸疗法

艾灸具有温通经络、温散寒邪、消肿散结、活血逐瘀等功效。可采用隔药饼灸疗法，选用丹参、红花、当归、木香、黄连等中药研末加黄酒制成药饼，取中脘穴、气海穴、足三里穴、天枢穴、大肠俞穴、上巨虚穴等穴位进行治疗。

2.西医治疗

CD患者治疗原则是诱导疾病缓解并维持缓解；近期目标为临床症状缓解、血清/粪便炎性指标正常；远期目标为临床症状缓解、血清/粪便炎性指标正常、内镜下黏膜愈合。确诊CD后应进行CD进展高危因素筛查，包括发病年龄小、吸烟、肠道受累范围广、穿透性或狭窄性疾病表型、肛周病变。建议这些高危因素人群早期使用糖皮质激素或生物制剂诱导缓解。

（1）轻度活动期

泼尼松0.75～1.00 mg/kg·d，或相当剂量的其他糖皮质激素，如甲泼尼龙或氢化可的松，通常用药2～4周开始逐渐减量，每周泼尼松减量2.5～5.0 mg，在3个月内逐渐减停，以其他药物维持治疗；糖皮质激素不应用于CD维持治疗。

（2）中度活动期

中度活动期直接启动生物制剂（早期使用临床缓解率更高）。

（3）中重度活动期

①选择口服制剂，参照轻度活动期使用方案执行。

②推荐TNF单抗用于中重度CD诱导缓解治疗，包括维得利珠单抗（VDZ）、乌司奴单抗（UST）等。

③选择性JAK抑制剂可用于抗TNF治疗失败的中重度活动期CD患者的诱导缓解。

（4）维持治疗阶段

①使用TNF单抗诱导缓解的CD患者，继续使用同种药物维持治疗。

②使用选择性JAK抑制剂诱导缓解的CD患者，继续使用同种药物维持治疗。

③嘌呤类和甲氨蝶呤均可作为CD维持治疗药物的选择。

（5）CD合并不同并发症

①长度小于5cm的肠道狭窄，可考虑使用内镜下球囊扩张术或内镜下狭窄切开术。

②不建议CD合并肛瘘者，单用抗生素或硫嘌呤类药物。

③推荐使用IFX处理CD合并肛瘘患者。

④推荐阿达木单抗（ADA）及UST作为CD合并肛瘘患者的药物选择。

3.手术治疗

2020年欧洲克罗恩和结肠炎组织发布了最新版CD手术治疗指南，指南包括复杂肛瘘、复发型盆腔感染、腹腔内脓肿、术前优化治疗、小肠梗阻、CD腹腔手术策略等疑难复杂问题的处理。

七、预防与调护

克罗恩病目前病因未完全明确，与免疫异常、遗传等有关，所以日常生活中要注重养生，养成良好的生活习惯，及时调整不良的生活方式，这有利于预防疾病的发生。如果已经被确诊为克罗恩病的患者，一定要按医嘱定期复查，积极配合治疗。

参考文献

[1]刘洋,赵平武,何运胜,等.克罗恩病中西医治疗的研究进展[J].现代消化及介入诊疗,2023,28(05):667-671.

[2]杨鎏,鱼涛.克罗恩病的中医研究进展[J].中医药学报,2023,51(05):88-93.

[3]刘洋,何运胜,赵平武,等.克罗恩病的临床表现及中西医分型研究进展[J].现代消化及介入诊疗,2023,28(03):390-394.

[4]栗梦晓,赵文霞.克罗恩病病因病机探析[J].山东中医药大学学报,

2020,44(04):396-399.

[5]华医学会消化病学分会炎症性肠病学组.中国克罗恩病诊治指南（2023,广州）[J],中华炎性肠病杂志（中英文）,2024,8(1):2-32.

[6]李乾构,周学文,单兆伟.中医消化病诊疗指南[M].北京:中国中医药出版社,2006:87.

[7]陈颖.克罗恩病的辨证论治及针灸治疗的研究进展[J].中国中医急症,2019,28(07):1313-1316.

[8]中华医学会消化病学分会炎症性肠病学组.炎症性肠病外科治疗专家共识[J].中华炎性肠病杂志（中英文）,2020,4(3):180-199.

第九章 直肠炎

直肠炎只是一个统称，发生在直肠的炎症均可称为直肠炎。直肠炎轻者仅黏膜发炎，重者炎症累及黏膜下层、肌层，甚至直肠周围组织；有时只是部分直肠受累，有时直肠全部受累甚至累及肛门。急性胃肠炎长期不愈，则变为慢性直肠炎。

一、临床表现

本病主要表现为左下腹疼痛坠胀、肛门下坠感，腹泻、里急后重、便意频繁、排便紧迫感，血便、黏液便或黏液血便。

二、中医病名及经典论述

中医认为，其属"休息痢""久痢"和"泄泻"等病证范畴。《金匮要略·呕吐哕下痢病脉证并治》："下痢已瘥，至其年月日时复发者，以病不尽故也，当下之，宜大承气汤。"《诸病源候论·卷之十七·痢病诸候》："冷热气调，其饮则静，而痢亦休也。肠胃虚弱，易为冷热，其邪气或动或静，故其痢乍发乍止，谓之休息痢也。"《诸病源候论·久赤白痢候》曰："久赤白痢者，是冷热不调，热乘于血，血渗肠间，与津液相杂而下，甚者肠虚不复，故赤白连滞，久不瘥也。"《素问·太阴阳明论》曰："食饮不节，起居不时者，阴受之……下为飧泄。"《素问·六元正纪大论》曰："民病寒湿，发肌肉痿……濡泻，血溢。"《景岳全书·泄泻》曰："泄泻之病，多见小水不利，水谷分则泻自止，故曰：治泻不利小水，非其治也。"

三、中西医病因病机

（一）中医病因病机

中医认为，其病因复杂，大多因情志所伤，肝气横逆克害脾土；或饮食伤脾，脾的运化功能失常，水湿内生，郁而化热，湿热蕴结大肠，腑气不利，气血凝滞而腹痛、泄泻，或腹泻便秘交替发作等。本病的特点多为寒热错杂、虚实并存。

（二）西医病因病机

西医认为，直肠炎的病因包括多种因素，其中最常见的是感染性结肠炎，其由细菌、真菌或病毒等感染所致。此外，放射性直肠炎、缺血性结肠炎等也是常见的病因。其他因素还包括免疫系统异常、遗传因素、肠道菌群失调等。

四、临床分类

（一）西医分类

在临床上，直肠炎一般分为急性直肠炎、慢性直肠炎、放射性直肠炎、结核性直肠炎4种。不同类型的直肠炎，其症状自然不同。急性直肠炎起病急，表现为发热、食欲不振；结核性直肠炎的症状以腹泻为主，粪便呈稀水样，混有脓血；慢性直肠炎的症状则表现为便秘与腹泻交替，便中含有黏液及血丝，大便时肛门灼痛。

（二）中医分型

中医上大概将其分为湿热蕴肠证、热毒炽盛证、浊毒内蕴证、脾虚湿蕴证、寒热错杂证、肝郁脾虚证、瘀阻肠络证、脾肾阳虚证8种类型。

五、鉴别诊断

1.克罗恩病

克罗恩病属于炎症性的肠病，一般发生在胃肠道的任何部位，但好发于末端的回肠和右半结肠，临床表现以腹痛、腹泻为主，还可能出现肠梗阻，可以伴发有发热、营养障碍等肠外症状，病情多迁延，反复发作，不容易根治。

2.急性感染性肠炎

感染性肠炎发病都比较急，大多伴有发热、恶寒、恶心、呕吐、腹痛等症状，也可以表现为脓血便，粪便常规或病原学检查可检测出病原体，抗菌药物治疗非常有效。

3.直肠癌

直肠癌大多都发生在直肠中下段，直肠指诊一般可以触及肿块，临床表现为大便次数增多、排便习惯改变、大便变细。结肠镜检查有助于鉴别诊断，内镜活检、标本病理检查可明确诊断。

4.胃肠神经症

此病是高级神经功能紊乱引起的胃肠功能障碍。其起病较慢，临床表现以胃肠道症状为主，表现为神经性嗳气、厌食、呕吐、精神性腹泻、结肠激惹症、脾曲综合征等。

5.肠结核

肠结核起病缓慢，多位于右下腹部，伴有阵发性绞痛、肠鸣音增强，常有大便习惯改变，干、稀交替。轻者仅有稀便，重者为黏液脓血便。可有恶心、呕吐、腹胀，食欲减退。体检仅发现右下腹压痛。

六、治疗

1.中医方面

（1）湿热蕴肠证

主症：腹痛、腹泻、便下黏液脓血，里急后重、肛门灼热。

次症：身热，小便短赤，口干口苦，口臭。

舌脉：舌质红，苔黄腻，脉滑数。

选方：葛根芩连汤或乌梅败酱方加减治疗。

（2）热毒炽盛证

主症：便下脓血或血便，量多次频；发热。

次症：里急后重，腹胀，口渴，烦躁不安，腹痛明显。

舌脉：舌质红，苔黄燥，脉滑数。

选方：白头翁汤加减治疗，也可用芍药汤加减或虎地肠溶胶囊治疗。

（3）浊毒内蕴证

主症：大便脓血并重；里急后重，大便黏腻、排便不爽。

次症：口干口苦、口黏，头身困重，面色秽滞，小便短赤不利、腹痛。

舌脉：舌质红，苔黄腻，脉弦滑。

选方：化浊解毒方或翁连解毒汤加减治疗。

（4）脾虚湿蕴证

主症：腹泻，夹有不消化食物；黏液脓血便，白多赤少，或为白冻。

次症：肢体倦怠，神疲懒言；腹部隐痛；脘腹胀满；食少纳差。

舌脉：舌质淡红，边有齿痕，苔白腻，脉细弱或细滑。

选方：参苓白术散（丸、颗粒）加减治疗。

（5）寒热错杂证

主症：下痢稀薄，夹有黏冻；反复发作。

次症：四肢不温；腹部灼热；腹痛绵绵；口渴不欲饮。

舌脉：舌质红或淡红，苔薄黄，脉弦或细弦。

选方：乌梅丸加减治疗。

（6）肝郁脾虚证

主症：常因情志因素诱发大便次数增多；大便稀烂或黏液便；腹痛即泻，泻后痛减。

次症：排便不爽；饮食减少；腹胀；肠鸣。

舌脉：舌质淡红，苔薄白，脉弦或弦细。

选方：痛泻要方（《景岳全书》引刘草窗方）合四逆散（《伤寒论》）加减治疗。

（7）瘀阻肠络证

主症：腹痛拒按，痛有定处；下利脓血，血色暗红或夹有血块。

次症：面色晦暗；腹部有痞块；胸胁胀痛；肌肤甲错；泻下不爽。

舌脉：舌质暗红，有瘀点瘀斑，脉涩或弦。

选方：少腹逐瘀汤（《医林改错》）加减治疗。

（8）脾肾阳虚证

主症：久泻不止，大便稀薄；夹有白冻，或伴有完谷不化，甚则滑脱不禁。

次症：腹胀；食少纳差；腹痛喜温喜按；形寒肢冷；腰酸膝软。

舌脉：舌质淡胖，或有齿痕，苔薄白润，脉沉细。

选方：四神丸（《证治准绳》）加减治疗，外用中药灌肠（黄连、三七、白及、黄芩、败酱草）。

2.西医方面

根据直肠炎的病因和症状，西医治疗方法可分为以下几种：

（1）一般治疗

如果处于急性发作期，患者应多注意卧床休息，并注意饮食卫生、改善饮食习惯，尽量以低纤维素、低脂肪和高营养的饮食为主。同时要注意肛周卫生，及时用温水清洗肛门。

（2）药物治疗

如果患者的炎症症状明显，可以在医生的指导下，使用非甾体类抗炎药治疗，临床上常用药物有美沙拉秦肠溶片、硫糖铝胶囊等；如果腹泻明显，可结合止泻类药物治疗，如蒙脱石分散片、复方地芬诺酯片等。

（3）手术治疗

常用的手术方式有粪便转流造口、病变肠管切除吻合术等，具体手术方式以及执行时间，应结合患者的症状而定。

（4）其他疗法

其他疗法有中药治疗、生物反馈疗法等。

七、预防与调护

直肠炎患者在病情恢复期间应保持良好的生活习惯，如规律作息、适当运动、避免食用辛辣刺激食物等。其次，加强个人卫生，如勤洗手等。同时，要注意做好保暖措施，如遇天气变化，应及时增减衣物。此外，对于一些可能会导致直肠炎的因素，如感染、放射等，应积极预防和治疗。

参考文献

[1]黄燕.古今泄泻医案要素及诊疗规律研究[D].北京:中国中医科学院,

2021.

［2］朱疗英,许秋良.复方中药液联合蒙脱石散溶液交替保留灌肠治疗直肠炎的临床疗效[J].北方药学,2023,20(11):48-51.

［3］李梦丽,宋红旗,王文娜.中西医结合保留灌肠治疗直肠炎临床观察[J].中国中医药现代远程教育,2020,18(02):118-119.

［4］林立.直肠炎怎么预防[J].家庭生活指南,2019,(07):8.

［5］中华医学会消化病学分会炎症性肠病学组.炎症性肠病外科治疗专家共识[J].中华炎性肠病杂志(中英文),2020,4(3):180-199.

第十章　便秘

便秘是由多种疾病引起的一组排便困难综合征。其常见于孕产妇、儿童及老年人群，是肛肠科及消化内科的常见病、多发病之一，也是多种肛肠疾病的诱因。据相关文献报道，全球成年人便秘患病率为7.9%～26.8%。随着人口老龄化进程的加快，我国便秘发病率逐年上升，老年人群患病率达26.8%，其中女性高于男性，尤其是在体弱患者中发病率最高。

一、临床表现

本病主要表现为排便时间、周期延长，肛门及会阴部下坠、便不尽感、肛门直肠疼痛，粪便干结难下，或黏腻不爽，排便无力感，粪质干硬或如羊屎状，严重者会出现粪便嵌塞不能排出，部分患者粪便质软仍觉排出困难的情况。

慢性功能性便秘患者常伴有腹胀、腹痛、食欲不振、焦虑抑郁等症状，影响患者生活质量及身心健康；也可引起肛裂、痔疮、肛管皮下瘘等肛周疾病，严重者出现粪嵌塞，粪便不能自行排出，需手法辅助排便，甚至会诱发心脑血管疾病，危及患者生命。

二、中医病名及经典论述

中医关于便秘最早的记载源于《黄帝内经》，《黄帝内经》将便秘称为"后不利"。《素问·厥论篇》曰："太阴之厥，则腹满䐜胀，后不利。"《素问·举痛论篇》曰："热气留于小肠，肠中痛，瘅热焦竭，则坚干不得出，故痛而闭不通矣。"历代医家对便秘的命名各有不同，如张仲景在

《伤寒论》中称之为"阴结""阳结""闭""脾约""不更衣";隋代巢元方在《诸病源候论·大便难候》中称之为"大便难""大便秘难";金代张元素在《医学启源》中称之为"闭"。现代医学所使用的"便秘"病名由清代沈金鳌首次提出,其在《杂病源流犀烛·大便秘结源流》中指出:"若为饥饱劳役所损,或素嗜辛辣厚味,致火邪留滞血中,耗散真阴,津液亏少,故成便秘之症。"

三、中西医病因病机

(一) 中医病因病机

1.病因

便秘是外感寒热之邪、饮食所伤、情志失调、阴阳气血不足等,导致热结、气滞、寒凝、气血阴阳亏虚,致使邪滞胃肠,壅塞不通,或肠失温润,推动无力,糟粕内停,大便排出困难。便秘病位主要在大肠,同时与肺、脾(胃)、肝、肾等脏腑功能失调有关。肺与大肠相表里,肺燥肺热移于大肠,导致大肠传导失职而形成便秘;脾肺气虚,大肠传送无力;肝气郁结,气机壅滞,或气郁化火伤津,肠腑失于通利;肾主五液,司二便,肾精亏耗则肠道干涩,肾阳不足,命门火衰则阴寒凝结,大肠传导失常亦可导致便秘。可见便秘虽属大肠传导失职,但与其他脏腑之功能亦密切相关。

2.病机

（1）肠胃积热

素体阳盛,或饮酒过多,或过食辛辣厚味,或误服温燥之药而致热邪内盛;或热病之后,余热留恋;或肺胃燥热下移大肠,均可导致肠胃积热,耗伤津液,肠道燥结,形成热结。

（2）气机郁滞

忧愁思虑,脾伤气结;或抑郁恼怒,肝郁气滞;或久坐不动,气机不利,均可导致大肠气机郁滞,传导失职,糟粕内停于肠道而形成气秘。

（3）气血阴阳亏虚

病后、产后及年老体弱之人,气血亏虚,甚则阴阳俱虚;或过用汗、利、燥热之剂,损伤阴津;或劳役过度,出汗过多或房室劳倦损伤气血阴津；或素患消渴，阴精亏耗。气虚则大肠传导无力，阴虚血亏则肠道干涩，阳虚则肠道失于温煦，导致大便干结，排出困难。

（4）阴寒凝滞

恣食寒凉生冷，或过用苦寒药物，伐伤阳气；或年老体弱，真阳不足，不能蒸化津液，使阴寒内结，糟粕不行，凝滞肠道而成冷秘。

（二）西医病因病机

1.病因

西医认为，本病的发病原因复杂多样，通常与饮食、遗传易感、药物、社会因素、代谢性及精神类疾病相关，引起排便出口处肌肉、神经、器官等的生理功能和解剖结构异常。功能异常包括排便协同失调、推动力不足、感觉下降，解剖结构异常包括直肠前突、直肠黏膜内脱垂、会阴下降等。

2.病机

本病的发病机制较为复杂，目前认为可能与脑肠轴、肠神经递质、肠道菌群、结直肠动力、Cajal间质细胞、盆底肌功能及精神心理状态等异常有关。脑肠轴涉及中枢神经系统、自主神经系统及肠神经系统等三大系统，胃肠道作为共同的支配系统，传导异常可引起胃肠功能紊乱，导致便秘。大脑作为高级中枢接受来自胃肠道的信号，进而调节肠道平滑肌，当受到不良情绪的影响时，自主神经功能紊乱，引起便秘。另外，胃肠道分泌P物质、5-HT、生长抑素、VIP（血管活性肠肽）等小分子肽类物质，可双向调节胃肠动力。肠道菌群失调也与便秘的发生相关。

四、临床分类

（一）西医分类

罗马Ⅳ便秘标准是功能性胃肠疾病的诊断标准，由罗马基金会制定。该标准整合了最新的肠道微生态、生物社会心理学等研究进展，并对疾病分类和诊断方法进行了细化。

罗马Ⅳ便秘一般诊断标准（必须具备）：

（1）诊断前有症状至少6个月，近3个月符合诊断标准；

（2）1/4或以上的排便符合特定标准；

（3）不符合肠易激综合征便秘型诊断标准；

（4）不用泻药，很少有稀便。

罗马Ⅳ便秘特定诊断标准（符合两项或更多）：

（1）排便费力感；

（2）干球状便或硬便（Bristol粪便性状量表Ⅰ–Ⅱ型）；

（3）排便不尽感；

（4）肛门直肠堵塞感或梗阻感；

（5）手法辅助排便；

（6）每周自发性排便少于3次。

根据上述诊断标准，罗马Ⅳ慢性便秘可分为功能性便秘、阿片诱导性便秘、便秘型肠易激综合征、功能性排便障碍四种类型。中国慢性便秘诊治指南将其分为慢传输型便秘、排便障碍型便秘、混合型便秘和正常传输型便秘。

（二）中医分型

中医证型分为热秘、气秘、虚秘、寒积便秘证4个证型。

1. 热秘证

患者喜食辛辣刺激食物或服用温热类药物，主要症状为大便干、排出困难、排便时间及排便间隔时间延长，1～2次/周，常并发肛裂、便血，伴口苦口干、小便短赤、心烦面赤、舌红、苔黄或黄燥、脉滑数。

2. 气秘证

患者因忧思过度或跌扑损伤，致气机不畅，而引发排便费力、便意频频、艰涩不畅、嗳气、腹部胀满、胸胁满闷不舒、苔白腻、脉弦，病情往往与情绪密切相关。

3. 虚秘证

虚秘分为气虚秘、血虚秘、阴虚秘、阳虚秘。素体虚弱或年老体衰及产后患者，气血亏耗，或过服温热、发汗等药物耗伤津液。除便秘症状外，气虚者伴神疲乏力，气短懒言；血虚者伴面色少华，口唇爪甲色淡，头晕，心悸；阴虚者粪便干涩，舌淡，苔薄或少苔，脉细；阳虚者见形寒肢冷、小便清长、夜尿频多等虚寒之象。

4. 寒积便秘证

患者平素喜食生冷或服用寒凉之剂，出现排便困难，大便并不干结，腹部冷痛，得温痛减，四肢不温，舌淡，脉紧弦的症状。

五、鉴别诊断

1. 肠易激综合征便秘型

肠易激综合征便秘型是一组以腹胀、腹痛、排便习惯改变、粪便性状异常、黏液便为主要表现的临床综合征，持续存在或反复发作。

2. 结肠癌

结肠癌因肠道肿瘤生长引起肠腔狭窄而致，表现为腹痛、便秘，伴恶心、呕吐、便血、腹部包块，电子结肠镜检查可鉴别。

3. 肠结核

肠结核是由结核分枝杆菌引起的肠道慢性感染，大多数患者起病缓慢，好发于青壮年，主要表现为腹痛、发热、盗汗、乏力、消瘦、食欲不振、便秘腹泻交替，有时有肠外结核的表现。

4. 克罗恩病

克罗恩病是一种非特异性慢性透壁性炎症病变，常累及回肠远端和结肠，可发生于胃肠道任何部位，好发于青年人，慢性起病，反复发作，临床表现以右下腹或脐周疼痛，排便习惯改变为主。

六、治疗

（一）中医治疗

1. 中医外治法

（1）针刺治疗

中医认为，针刺疗法通过激发穴位经络之气而调畅气机，在治疗消化系统疾病中有广泛应用，其中便秘、功能性消化不良等疾病属1级病谱（即经针灸治疗并可获得治愈或临床治愈的疾病）。针刺治疗通过刺激患者体表的腧穴，以提高肠神经系统信号表达，上调Cajal间质细胞，改善平滑肌细胞结构，促进肠蠕动，改善便秘症状。针刺调节肠道菌群，其作用机制是短链脂肪酸能促进5-HT释放，加快肠蠕动。研究表明，针刺天枢、上巨虚、大肠俞、曲池等穴位，可通过调节脑–肠轴、抑制肠道炎症反应、提高直肠敏感度等多个环节、多种途径来改善便秘症状。

针刺八髎穴、天枢穴、上巨虚穴、关元穴，可健脾补肾，增强各脏腑功能，疏通全身气血，促进肠蠕动。从脏腑论治，辨证选穴：首辨虚实，分为阳气亏虚、肝脾不和、胃肠积热等证型，并总结出相应的治疗经验。其中，阳气亏虚证的主穴有：行间、涌泉、关元、命门、脾俞、肾俞；肝脾不和的主穴有：行间、太冲、合谷、期门、阳陵泉、肝俞、脾俞、三阴交；胃肠积热型的主穴有：内庭、商阳、上巨虚、天枢、左水道、左归来。

针刺治疗便秘在临床应用广泛，取得一定的治疗效果，但因患者自身的差异、医者的刺激手法不同，加上不同的配穴方法，疗效各异。

（2）中药灌肠

中药灌肠适用于出口梗阻型便秘、慢传输性便秘（左半结肠）以及痔疮术后便秘的治疗，并取得了较好的临床疗效。将熬制好的药液加热至37～40 ℃，通过灌肠袋缓慢滴入直肠，滴速和用量视患者耐受程度进行调整，使粪便软化后易于排出，以发挥补气活血、清热利湿、滋阴润肠、行气通便之功效。小承气汤保留灌肠能促进胃肠蠕动，增加肠液分泌；小承气汤保留灌肠能达到行气导滞的目的，可有效改善排便次数和大便性状。

（3）手法按摩

手法按摩治疗便秘以腹部按摩和穴位按摩为主，作为治疗便秘的一种辅助治疗手段，临床应用安全可靠，无不良反应，易于被患者接受。治疗时以脐周为中心顺时针按揉腹部，力度轻柔渗透，带动腹部皮肤，并刺激相应的穴位，以达到通腹泻热、行气导滞、健脾消积的功效，促进肠道蠕动，改善腹胀、腹痛及排便困难等症状。《灵枢·经脉》："大肠手阳明之脉，起于大指次指之端，循指上廉，出合谷两骨之间，上入两筋之中，循臂上廉，入肘外廉……络肺，下膈，属大肠。"依据针灸学理论"迎随补泻""迎而夺之""随而济之"，迎着经络循行之气，施以针刺或手法按摩，以达到通腑泄热、排出粪便糟粕的目的。

（4）穴位贴敷

穴位贴敷以中医经络理论为指导，将中药研磨成粉末后调制成糊状、膏状、丸剂、散剂后贴敷于相应的体表腧穴，局部产生温热感或发泡后，刺激局部穴位，促进血液循环，加快药物吸收，沟通身体内外，调节脏腑阴阳，起到养生防病的作用。目前认为，穴位贴敷治疗便秘，其机制主要是经络-腧穴-药物共同发挥的作用，辨证用药以大黄、冰片、枳实、木香、厚朴、芒硝等泻下类药物为主，其中大黄应用最多，选穴以腹部天枢、关元、大肠俞为主，神阙穴最为常用，临床应用常结合中药口服、按摩、耳穴压豆、针刺等，均取得了一定的疗效。

2.中医内治法

中医治疗便秘病有一定的优势，临证需四诊合参，辨证施治，分清寒热虚实，随证加减。长期服用大黄、番泻叶等蒽醌类泻下药物的患者中，结肠黑变病的检出率较高，并呈现逐年增长的趋势，与肠道肿瘤的发病有关。临床治疗慎用峻下之品，中病即止。

（1）热秘证

治法：清热导滞，润肠通便。

选方：麻子仁丸加减。药物组成：火麻仁15 g、苦杏仁10 g、白芍10 g、大黄9 g、枳实10 g、厚朴10 g。粪便干结难下者，加芒硝、番泻叶；热盛伤阴者，加生地黄、玄参、麦冬。

（2）气秘证

治法：行气导滞。

选方：六磨汤加减。药物组成：沉香10 g、乌药10 g、枳壳10 g、木香10 g、槟榔10 g、大黄9 g。伴情志不畅、忧郁者，加郁金、合欢皮；烦躁易怒者，加当归、知母。

（3）虚秘证

①气虚秘

治法：益气健脾，润肠通便。

选方：黄芪汤加减。药物组成：炙黄芪30 g、陈皮10 g、麻子仁15 g、白蜜6 g。见自汗疲乏者，加党参、白术；气虚气脱而见脱肛者，加升麻、柴胡；脘闷纳呆者，可加焦三仙。

②血虚秘

治法：补血润肠通便。

选方：润肠丸加减。药物组成：当归15 g、生地黄10 g、火麻仁15 g、桃仁10 g、枳壳10 g。伴头痛、头晕者，加天麻；血虚为主，伴气虚、疲乏懒言者，加黄芪、白术。

③阴虚秘

治法：养阴生津，润肠通便。

选方：增液汤加减。药物组成：玄参15 g、麦冬15 g、生地黄15 g。大便干结难下者，加火麻仁、郁李仁、芒硝；口干口苦者，加玉竹、石斛；烦躁失眠者，加女贞子、柏子仁。

④阳虚秘

治法：温补肾阳，通便泄浊。

选方：济川煎加减。药物组成：肉苁蓉10 g、当归15 g、川牛膝10 g、枳壳10 g、升麻9 g、泽泻10 g。腹中冷痛者，加肉桂、小茴香；腰膝酸冷者，加锁阳、黑顺片。

（4）寒积便秘

治法：温阳散寒通便。

选方：温脾汤加减。药物组成：泡附片10 g（先煎）、大黄9 g、人参10 g、干姜15 g、炙甘草6 g、当归15 g、芒硝9 g。伴瘀血内生、腹痛剧烈如针刺，舌质紫暗者，加桃仁、红花；腹部胀满者，加厚朴、枳实。

（二）西医治疗

1.非手术治疗

《便秘评估与管理临床实践指南》中非手术治疗主要推荐以下方法：①饮食调护，对于病程短、保守治疗有效者，予以膳食指导、心理疏导，适当增加膳食纤维（25～50 g/d）及水（1～2 L/d）的摄入量；②泻下类药物，该类药物仍然是治疗功能性出口梗阻型便秘的常用方法，包括渗透性泻药，如聚乙二醇电解质散、乳果糖，刺激性泻药，如酚酞片。刺激性泻药最为常用，但并不能改善所有症状，而且长期服用易产生不良反应。③其他药物，如治疗肠易激综合征-便秘型的利那洛肽，胃肠促动药如莫沙必利、西沙必利等多用于治疗慢性便秘，指南中推荐级别为中等。④生物反馈疗法，盆底肌协同失调、自主神经功能紊乱是引起功能性出口梗阻性便秘的主要原因，因此，协调盆底肌、改善自主神经活动可作为重要的补充疗法，其中生物反馈疗法辅助患者协调盆底肌肉功能，通过放松盆底肌，并向肛管直肠施加推进力以促进排便。

2.手术治疗

具有重度直肠黏膜脱垂、盆底功能障碍的临床诊断患者，以及具有中重度直肠前突、盆腔器官脱垂的患者可进行手术干预，手术方式包括经肛门、经腹（开放式、腹腔镜）或机器人辅助手术。

（1）痔上黏膜切除术

直肠黏膜塔状缝合联合改良PPH治疗OOC型功能性便秘，根据其前突的严重程度，可缝合3处，深达肌层，有效切除松弛的黏膜，改良PPH缝合深度达黏膜下层，避免损伤周围组织，在切除直肠前突的同时，加固对直肠前壁的提拉作用，治疗后患者的排便症状均有改善。切除痔上黏膜使肛管吻合口处黏膜层、肌层形成瘢痕组织，提升肛垫，切除脱垂的直肠黏膜，对直肠前突和直肠黏膜内脱垂引起的出口梗阻型便秘在恢复其功能结构方面起到较好的治疗作用，较弹力线套扎疗法远期疗效好。

另外，可进行STARR术：硬膜外麻醉成功后，患者截石卧位，常规扩肛后固定好扩肛器，在距离齿状线上3 cm处的直肠前壁用丝线进行半荷包缝合。安装第一个吻合器时收紧荷包线，同时将直肠前壁拉入吻合器筒内，然后取下吻合器切断黏膜桥，再行直肠后壁缝合，方法同直肠前壁，第二吻合器切除直肠后壁，切除深度达肌层。与传统的手术方法相比，其能有效缩短手术时间，减轻炎症反应，减少创伤，患者痛苦小，术后恢复快。有部分患者并发有排便急迫感，考虑是术后吻合钉未脱落刺激所致。

（2）痔上黏膜注射术

在缝合的肌柱及周围行消痔灵混合液注射术，黏膜松弛者，在黏膜下层注射；对于失弛缓性出口梗阻型便秘，可切断部分耻骨直肠肌。通过硬化剂注射术产生无菌性炎症反应，有效固定黏膜与黏膜下肌层，并提高直肠阴道隔的抗张力能力。

（3）直肠前壁全层切除术

直肠前突所致的便秘，从直肠前突引起便秘的结构学特征入手，仅在直肠前壁进行缝合切除，避免了STARR术后引起肛门狭窄的并发症。

（4）耻骨直肠肌松解术、挂线术

该术式对耻骨直肠肌痉挛、肥厚所引起的便秘患者疗效显著，挂线疗法多用于高位肛瘘、肛周脓肿等疾病的治疗，起到慢性切割的作用，避免了括约肌骤然切断引起的肛门失禁。耻骨直肠肌松解或通过挂线的方式切断部分耻骨直肠肌，缓解肌肉痉挛及肥厚，改善排便时肌肉异常收缩，纠正盆底肌功能紊乱。

（5）部分直肠乙状结肠切除术

腹腔镜下行部分直肠乙状结肠切除后断端吻合，可有效改善会阴下降、结肠冗长、悬吊肛管，恢复正常生理解剖结构，改善排便症状。

（三）术后并发症及处理

1.直肠阴道瘘

术后引起直肠阴道瘘曾有过报道，术中必须尽可能充分暴露，要求术者具备一定的技术和手术熟练度，操作要轻柔，缝合时须注意不宜过深。术者可双手配合操作，避免并发症的发生。

2.尿潴留

肛周疾病术后尿潴留发病率为12%～52%，患者术前未排空膀胱、麻醉阻滞局部神经、输液过快过多及术后疼痛等因素，均可引起尿潴留，可通过水流声刺激、热敷、针刺等缓解；如果仍不能排尿，患者膀胱过度充盈，可行膀胱穿刺或留置导尿，需注意预防后期尿路感染。

3.术后出血、疼痛

出血、疼痛是肛周疾病手术后常见的并发症。由于会阴部血管神经丰富，患者术后疼痛明显，恐惧排便，甚至引起粪便嵌顿，因此，早期选用适当的止痛药物进行干预，可有助于患者后期切口恢复。如果术中止血不完善、术后结扎线过早脱落、术后粪便干燥刺激可导致局部出血，对于位置较低、肉眼可见的出血部位，及时使用无菌纱布"T"形加压包扎能起到止血的作用。如果出血部位较高，患者便意频频，或者排出鲜红色血液者，急诊于麻醉状态下找到出血点，"8"字缝扎以止血。

七、预防与调护

养成规律的排便习惯，定时排便，戒除容易导致便秘的不良习惯，如排便时读书、看手机、久蹲、经常憋便等；调整饮食结构，适当增加膳食纤维（推荐25～50 g/d）及水（推荐1～2 L/d）的摄入量。避免久坐，适当增加有氧运动如慢跑、散步，可促进胃肠蠕动及粪便排出。生活方式作为治疗老年人慢性便秘的基础治疗，在尊重老年人饮食结构的基础上，提倡多食用能促进肠蠕动的粗纤维食物，如燕麦片、菠菜、芹菜、萝卜、木耳、海带等，同时鼓励患者白天适当多饮水，慎用浓茶、咖啡等，坚持定时定量进餐。

参考文献

[1] PALSSON O S, WHITEHEAD W, TMBLOM H, et al. Prevalence of Rome Ⅳ Functional Bowel Disorders Among Adults in the United States, Canada, and the United Kin gdom[J]. Gastroenterology, 2020, 158(5): 1262-1273.

[2] SANDRA A, ESTHER S, MATEU S, et al. Functional Constipation in Older Adults: Prevalence, Clinical Symptoms and Subtypes, Association with Frailty, and Impact on Quality of Life. [J]. Gerontology, 2021, 68(4): 11-10.

[3] 姚健凤,郑松柏.老年人慢性便秘的评估与处理专家共识解读[J].中华老年病研究电子杂志,2017,4(02):28-31.

[4] 刘秦浪,孙林梅,孙慧,等.从脑肠轴探讨功能性便秘伴情绪异常发病机制的研究进展[J].世界中医药,2022,17(04):579-582+589.

[5] 郭青青,杨改琴,秦玮珣,等.功能性便秘发病机制及针灸干预研究进展[J].辽宁中医药大学学报,2022,24(11):203-206.

[6] 马志发,韩云蕾,孙敬平.老年性功能性便秘与肠道菌群及代谢产物的关系[J/OL].成都医学院学报:1-7[2024-02-22].

[7] 杜元灏,李桂平,林雪,等.消化系统针灸病谱的研究[J].针灸临床杂志,2006,(03):1-2.

[8] 李艳秋,姚俊鹏,鄢香芸,等.针刺治疗功能性便秘的机制研究进展[J].针刺研究,2024,49(01):79-87.

[9] 马亚平,李澎.李澎主任辨治功能性便秘经验[J/OL].辽宁中医杂志:1-5[2022-10-27].

[10] 曾雪珍.小承气汤灌肠对老年人功能性便秘患者的临床疗效观察[J].医药前沿,2019,9(16):227-228.

[11] 甘辉虎,胡海燕,黎丽.中药敷贴联合脐灸治疗老年性便秘的效果及对肠道菌群的影响[J].中国医学创新,2024,21(01):95-98.

[12] 黄政凯,林志健,王雨,等.大黄素致结肠黑变病的机制研究与风险预警[J].中国药物警戒,2021,18(08):753-759.

第十一章　肛周湿疹

一、临床表现

肛周湿疹是肛肠科常见的肛门部位非传染性皮肤炎性疾病，主要临床表现有肛门周围皮肤红斑、丘疹、水疱、糜烂及苔藓样变，肛周局部伴有渗出、瘙痒、干燥等不适症状，该病常反复发作，迁延不愈。

二、中医病名及经典论述

中医对肛周湿疹未有明确具体的定义和命名，但可将其归为肛周浸淫疮、肛门血风疮、肛周湿疮等范畴。其中，浸淫疮首次见于《金匮要略》，书中记载"浸淫疮从口流向四肢者可治，从四肢流来入口者不可治"。《医宗金鉴·外科心法要诀》描述肛周湿疮为"风湿客于谷道，形如风癣作痒，破流黄水浸淫，遍体微痛"，并载："此症初如粟米，而痒兼痛，破流黄水，浸淫成片，随处可见。"

三、中西医病因病机

（一）中医病因病机

中医认为本病与风湿热邪密切相关，多由脾胃湿热、外受风邪相搏而成，如日久湿邪凝滞，耗伤阴血，肌肤失养，形成顽湿。急性者，多因风湿热邪客于肌肤而成；慢性者，则多为血虚风燥或脾虚湿邪而致。

1. 外感邪毒

风邪：风是肛周湿疹发生的首要因素，风邪外袭，滞留于皮腠之间，致营卫不和，气血运行失常，肌肤失于濡养，则致皮肤粗糙、增厚、瘙痒等。

湿邪：湿性趋下，易袭阴位，魄门为人体下部，亦为阴，粪便、肠液等属湿属阴，机体降浊排泄时可刺激魄门生湿化疹。肛门闭合不严或痔核突起等均可致肛门皮肤潮湿、浸渍不洁，久居湿地等亦可导致外湿为患。湿性重浊黏滞，侵袭肌表多具有渗出、浸渍等皮损表现，且病情迁延反复，缠绵难愈。

热邪：多由风、湿之邪兼夹共同致病，或由风邪或湿邪滞留皮肤腠理日久而化热。

毒邪：有形之虫毒包括寄生虫、节肢动物、微生物等致病生物，如蛲虫可"下侵谷道，食于肛门"，儿童可见肛门处有虫卵或幼体探出。

2. 内伤七情

七情生于五脏，情志失调也易导致脏腑气血阴阳失调。怒伤肝，致肝失疏泄，肝气不舒，郁而化火，火甚则肌肤失养而干燥、瘙痒。

3. 饮食不节

脾胃同居中焦，是人体消化、吸收的主要脏器，若恣食肥甘厚味及辛辣刺激之品，损伤脾胃，使其运化失常，湿热内生，糟粕结于魄门，日久而成肛周湿疹。

4. 禀赋不耐

先天禀赋薄弱，一定程度上会影响后天的生长发育。若素体亏虚，又外感六淫之气侵袭人体，邪气太盛，正气不能抵抗外邪，则易发为本病。

（二）西医病因病机

西医认为本病病因较为复杂，多由外因与内因相互作用所致，其他影响因素较多，具体如下：

1. 变态反应

变态反应是疾病发生的主要因素，如病灶感染、致敏食物、药物或接触某些致敏物品，如日用品、衣物染料等不合格，均可诱发致病。

2. 疾病因素

某些疾病，如内分泌失调、消化系统紊乱，以及肛周局部疾病，如痔疮、肛瘘、肛裂、肛门失禁等慢性刺激均可诱发本病。

3.局部直接刺激

肛周直接受到碘酒、酒精、强酸、强碱等特殊理化物刺激而诱发湿疹。

4.神经功能障碍

患者因过度劳累、精神紧张、忧郁、失眠等均可诱发本病。

四、临床分类

（一）中医证型

1.湿热浸淫证

《医宗金鉴·外科心法要诀》曰："此症初如粟米，而痒兼痛……由脾胃湿热，外受风邪，相搏而成。"临床症见肛周皮肤潮红伴丘疹、丘疱疹，肛周有灼热、瘙痒、潮湿感，抓破后糜烂、渗出，渗液少，偶有鳞屑或结痂，可伴发热、口渴、尿微黄等，舌红，苔黄，脉滑或濡。治疗时应以清热燥湿、祛风止痒为原则。

2.脾虚湿蕴证

肛周皮损以少量红斑、丘疹或丘疱疹为主，少许渗出，时有瘙痒，皮肤暗沉，或有鳞屑，可伴消化不良、乏力、纳少、时有便溏，小便清长，舌淡胖，苔薄白或腻，脉濡或濡缓。治疗时应注重健脾利湿，祛风止痒。

3.血虚风燥型

肛周湿疹易反复发作，病程日久者，症见皮损肥厚，呈苔藓样变，色素沉着，结痂脱屑等，或伴有头昏乏力、腰酸腿软、舌淡红、苔薄白、脉细无力等症状。治疗时应养血润燥、祛风止痒，兼顾活血。

（二）西医分类

1.肛周急性湿疹

肛门周围的皮损多呈粟粒样小丘疹、丘疱疹或小水疱，基底潮红。由于搔抓，致使水疱溃破，可见有小点状渗出和糜烂，并有浆液不断渗出，病变部位较重，向周围蔓延，外围可有散在丘疹、丘疱疹。

2.肛周亚急性湿疹

肛周亚急性湿疹是由急性湿疹未得到及时处理，拖延日久所致，其皮损主要以小丘疹、鳞屑和结痂为主要临床表现。

3.肛周慢性湿疹

肛周慢性湿疹由急性或亚急性炎症性皮肤病反复发作日久不愈而成，局部表现为皮肤增厚，苔藓样变，皱褶较明显，瘙痒剧烈，易于反复发作。

五、鉴别诊断

1.肛门瘙痒症

肛门瘙痒症以瘙痒为主，无渗出液，搔抓破后，继发渗出、出血、糜烂。

2.接触性皮炎

患者有明显的接触刺激物病史，皮疹仅限接触部位，形态单一，水疱大，边界清楚，去除病因后皮炎消退较快，很少有复发。

3.肛周神经性皮炎

瘙痒后出现扁平丘疹，有苔藓样变，淡褐色，干燥而坚实，病变部位可延至骶尾部、会阴及阴囊。

六、治疗

中医治疗方法相对丰富，如口服中草药，包括汤剂和颗粒剂；外用中药，包括中药成分制成的膏剂、散剂和洗剂坐浴等。中医内外治联合、不同中医外治联合以提高临床疗效。杜勇军以龙胆泻肝汤内服联合祛湿止痒方溻渍治疗急性肛周湿疹180例，结果表明，恢复效果优于对照组，且1个月内复发率较低。付军采用中药熏蒸后坐浴联合加味青黛散外敷治疗肛周湿疹64例，治疗10天后，在皮损、瘙痒、渗液等方面评分改善优于对照组，总有效率为90.63%。

西医有局部外用、封闭、手术治疗等疗法，临床常使用多种疗法联合治疗。口服药联合外用软膏方面：张民应用依匹斯汀联合派瑞松治疗肛周湿疹，可明显缓解症状，治疗总有效率为93.1%，不良反应发生率和复发率较低，说明此法治疗肛周湿疹具有较高的实用价值。两种外用软膏联合方面：李成瑞等通过除湿止痒软膏和丁酸氢化可的松软膏两种药物的交替使用治疗本病效果明显，表明该组合对肛周局部皮损的病原微生物繁殖具有抑制作用。

七、预防与调护

（1）便后及时用温水擦拭患部，以确保肛周区域清洁、干净，建议患者日常穿棉质透气的贴身衣物。

（2）对刺激性接触性患者而言，最关键的是要消除内外的刺激性因素；而对过敏性接触性患者，坚决避免与相关过敏原接触是最为重要的措施。

（3）建议患者调整饮食结构以确保规律的排便，另外保持心情愉悦也可在一定程度上减少本病的发生。

参考文献

[1] 杜勇军,黄德铨,侯长城,等.中药内服联合溻渍法治疗急性肛周湿疹临床观察[J].四川中医,2017,35(03):159-162.

[2] 付军.中医外治法治疗肛周湿疹患者的临床疗效[J].中国医疗设备,2017,32(S2):30.

[3] 张民.派瑞松软膏联合依匹斯汀治疗肛周湿疹的疗效观察[J].临床医药文献电子杂志,2016,3(06):1147+1150.

[4] 李成瑞,杜聃峰,张禁.除湿止痒软膏联合丁酸氢化可的松乳膏治疗肛周湿疹疗效观察[J].浙江中医杂志,2019,54(07):509.

第十二章　肛门瘙痒症

一、临床表现

肛门瘙痒症是一种以肛周局限性皮肤瘙痒为主，夜间痒重，反复发作，潮湿环境会加剧瘙痒的病症。因搔抓或刺激，肛周皮肤会出现红斑、糜烂、渗出、出血和苔藓化，肛门皱襞加深，伴色素沉着或减退，重者皮损面积可波及会阴、生殖器、臀部等部位，合并有深部感染。

二、中医病名及经典论述

中医文献对本病很早就有详细记载，称本病为"风痒""谷道痒"，属于"风瘙痒""痒风"的范畴。《诸病源候论》曰："风瘙痒者，是体虚受风，风入腠理，与血气相搏，而俱往来于皮肤之间，邪气微，不能冲击为痛，故但瘙痒也。"

三、中西医病因病机

（一）中医病因病机

《外科心法要诀》："痒属风，亦各有因。"指出瘙痒症的病因不一，可以是风热、风寒或湿热之邪蕴于肌肤，不得疏泄之故，亦可以是机体素虚或久病体虚，阴虚血亏，情志内伤，饮食不节而致内风，或外感风湿热邪，客于肌肤，以及虫毒骚扰。

（二）西医病因病机

西医认为本病一般是由于表皮内及真皮浅层的游离神经末梢受到物理、化学等因素刺激后，导致局部组胺、激肽和蛋白水解酶等化学介质释放，并作用于痒觉感受器，从而产生瘙痒。

四、临床分类

（一）中医分型

根据患者证候表现，可分为脾虚湿蕴证、湿热下注证、风热盛行证、血虚风燥证4型。

（二）西医分类

早期：只在肛门的一侧或小块地方感觉到不适或轻度瘙痒，长期不愈则会蔓延到阴囊或阴唇，特别是在会阴部的前后方区域会痒得较重。

中期：夜间尤重，如虫爬蚁行感，或如蚊虫叮咬、火烤状，令人难以入眠，精神紧张、饮酒或吃海味食品可引起瘙痒发作或加重，每次数分钟或数小时，个别患者可表现为持续瘙痒不止。

晚期：瘙痒明显，持续发作，抓搔后可见局部皮肤出血、糜烂、刺痛，可伴发神经衰弱、精神萎靡不振、饮食及睡眠不佳等。

五、鉴别诊断

1.原发性瘙痒

原发性瘙痒不伴有明显的原发性皮肤损害，以瘙痒为主要症状。临床上需排除肛周器质性疾病后方可诊断。

2.继发性瘙痒

继发性瘙痒发生于原发性疾病及各种皮肤病，伴有明显的特异性皮肤损害和原发病变，瘙痒常是原发病变的一个症状。如肛瘘、肛周湿疹、尖锐湿疣、神经性皮炎、蛲虫、白念珠菌感染等引起的肛门瘙痒均属此类。

六、治疗

1.辨证论治

（1）脾虚湿蕴证

证候：起病较缓，肛周皮肤瘙痒、微湿、潮红，轻微热感，肛周颜色正常或泛白；伴纳差，身重困倦；舌淡，苔薄白，脉濡缓。

治法：健脾助运，化湿止痒。

方药：除湿胃苓汤加减。常用苍术、陈皮、厚朴、茯苓、猪苓、泽泻、官桂、白术、甘草等。

（2）湿热下注证

证候：发病较为急迫，肛周皮肤温度升高，甚则发烫有烧灼感，色泛红，大便黏腻臭秽，小便短赤，舌红，苔黄腻，脉濡数。

治法：清热导赤，利湿止痒。

方药：萆薢渗湿汤加减。常用萆薢、薏苡仁、黄柏、赤茯苓、丹皮、滑石、通草等。

（3）风热盛行证

证候：发病急迫，肛缘皮肤瘙痒，呈阵发性，犹如虫爬，可延至会阴部，皮肤增厚有抓痕伴渗出，舌红，苔薄黄，脉弦数。

治法：祛风清热止痒。

方药：龙胆泻肝汤加减。常用龙胆草、黄芩、山栀子、泽泻、木通、车前子、当归、生地黄、柴胡、生甘草等。

（4）血虚风燥证

证候：病程久，反复发作，肛周呈现顽固性瘙痒，皮损粗糙肥厚，皱褶增宽，局部皮肤干燥无光泽，甚者呈现"尸白色"，伴有面唇色淡，心悸失眠，舌淡，苔白，脉细数。

治法：养血润燥，祛风止痒。

方药：滋阴除湿汤加减。常用生地、元参、当归、丹参、茯苓、泽泻、白鲜皮、蛇床子等。

2.外治疗法

皮肤湿润者，可用枯矾粉干撒于患处，每日3次；皮肤干燥者，可用黄连膏或青黛膏外敷，每日3次。

中药外洗坐浴，选用清热解毒、除湿止痒的药物为主，温水坐浴。

3.其他疗法

（1）病因治疗

医生须仔细查找各种可能引起瘙痒的原发病因并尽力去除。首先是肛肠科疾患应先行手术，其次是妇科和皮肤科疾患。

（2）药物治疗

局限性肛门瘙痒症的药物治疗，应以局部外用治疗为主：

①抗组胺药治疗：可选用苯海拉明、氯苯那敏、息斯敏等。

②激素治疗：对女性及老年重症患者，可用性激素治疗。

③抗生素治疗：合并细菌感染者，可根据病情，酌情选用抗生素。

④药物外洗治疗：可选用局部降温消炎、干燥、止痒的药物，如炉甘石洗剂（水粉剂）。

⑤药物外涂治疗：可酌情选用止痒、抗菌、激素类药膏。

（3）物理疗法

可用紫外线、红外线照射肛周患处。

（4）注射疗法

注射疗法是目前较为常用的方法，具有操作简单、疗效确切的特点。方法是使用药物注射到皮下或皮内，破坏感觉神经，使局部感觉减退，症状消失。

①亚甲蓝注射：具有可逆地阻滞神经的作用，使患者在1～2周内感觉不到瘙痒。

②激素注射：采用长效糖皮质激素注射到皮下，有持久的抗炎、抗过敏及止痒作用。

（5）手术治疗

①瘙痒皮肤切除术适用于较小范围的原发性肛门瘙痒。

②瘙痒皮肤切除缝合术适用于较小范围、两侧对称的原发性肛门瘙痒。

③肛周皮下神经末梢离断术适用于顽固性肛门瘙痒、无明显皮损、经保守治疗无效者。

目前，治疗肛门瘙痒症常用的方法是中西医结合治疗。如局部封闭联合中药熏洗：周学明等人使用局部封闭注射并联合自拟中药方坐浴熏洗肛门瘙痒处，取得了良好疗效。中药口服联合西药外涂：苏思新针对不同证型的肛门瘙痒症，采用不同的中药口服，同时配合外涂曲安奈德益康唑乳膏，均疗效显著。

七、预防与调护

（1）注意肛周卫生，不食或少食刺激性食物，如辛辣食品、浓茶和咖啡、烈性酒等。

（2）有原发病或合并痔、瘘、裂等疾病时，应给予手术治疗。

（3）对仅有局部瘙痒而肛门皮肤正常者，以芒硝水冷敷肛门，冷敷后晾干予以爽身粉，保持干燥。

参考文献

[1]周学明,艾丽芳,万萍.肛周皮下注射联合中药熏洗治疗肛门瘙痒症临床疗效观察[J].实用中西医结合临床,2019,19(12):78-79.

[2]苏思新.中西医结合治疗肛肠科术后疾病合并肛门瘙痒症临床分析[J].中医临床研究,2021,13(06):96-98.

第十三章 肛周尖锐湿疣

肛周尖锐湿疣是由人乳头瘤病毒（human papilloma virus，HPV）感染的传染性疾病，主要通过性接触传染，少部分因间接接触毛巾或衣物混洗而感染。其以湿疣状病变为主，表现为肛门周围皮肤增生性疣状赘生物损害。肛周尖锐湿疣占所有尖锐湿疣的26.6%，发病年龄主要是18～35岁的青年人。近年来，随着我国生育政策的调整、复杂的社会心理因素、性生活改变及国人首次性行为年龄的普遍提前，病发率明显增加，尤其以男性为主，多因男男性行为肛交所致，严重影响患者健康与生活质量。

一、临床表现

本病发病早期一般无自觉症状，少数患者肛周可伴有瘙痒、疼痛、异物感等，甚则发生溃破、浸渍、糜烂、出血、有特殊异味或继发感染。

本病初期皮损可见肛周皮肤黏膜交界处出现良性疣状赘生物，表现为单个或多个散在的淡红色或污灰色细小丘疹，表面凹凸不平，质地柔软，顶部尖锐呈帽针头式花蕊状，小如粟粒，后渐增多增大，向周围扩散、蔓延，渐发展为乳头状、鸡冠状、菜花状或团块状赘生物，色泽可从粉红至深红、灰白乃至棕黑。少数患者肛周疣体过度增生，大如核桃，表面湿润，散发恶臭，可向纵深发展，破坏组织，形成瘘管，称为巨大尖锐湿疣，长期不治疗可能会转为皮肤癌。

二、中医病名及经典论述

中医学将肛周尖锐湿疣称为"肛门䘌疣"，属于"疣""阴蚀""枯筋箭"等范畴。对于"疣"的记载最早可见于春秋战国时期《五十二病方》："即燔其末，以久（灸）尤（疣）末，热，即拔尤（疣）去之。"《灵枢·经脉篇》中论述"疣目"亦可称为"枯筋箭"，民间称为"菜花疮"，因其外观柔软、湿润，形如菜花，污秽而色灰，故有此称谓。金元时期，张从正《儒门事亲》记载："夫下疳久不愈者，俗名曰臊疳是也。"现代医家根据其发病部位多在男女外阴及肛门周围，称为"瘙瘊"，俗称"臊瘊"。

三、中西医病因病机

（一）中医病因病机

本病多由性滥交、房事不洁或间接接触污秽物品引起，病机主要为虚实两方面：湿热毒邪结聚，郁于肝胆经，下注肛周，搏结肌肤，致气滞血凝，凝而赘生以发病；或由于素体正气不足，腠理不固，毒邪易趁虚而入而发病。临床上以虚实夹杂证多见。

《辨证录·卷之十三》详细论述了其病因及症状："凡好嫖者，恋垆酣战，自觉马口间如针戳之痛，此毒气已起也。未几而生鱼口矣，未几而生疳疮矣，又未几而遍身生疮矣，黄脓泛滥，臭腐不堪。"《灵枢·经脉篇》和《诸病源候论·湿㿉疮》分别论述"虚则生疣""肌腠虚……，生㿉疮"。《薛己医案》提出："疣属肝胆少阳经，风热血燥，或怒动肝火，或肝客淫气所致。"《外科正宗》曰："枯筋箭，乃忧郁伤肝，肝无荣养以致筋气外发。初起为赤豆，渐渐微槁，日久破裂钻出筋头，逢（蓬）松枯槁如花之蕊。"这些论述表明本病与肝关系密切。

（二）西医病因病机

肛周尖锐湿疣由HPV感染所致。HPV是一种双链环状DNA病毒，仅寄宿于人体。目前，运用分子生物学技术可将HPV分为200多种亚型，其中40多种亚型可通过性接触传播并感染肛门生殖器区，引起尖锐湿疣的主要病原体有HPV-6、HPV-11、HPV-16、HPV-18等。90%～95%的肛周尖锐湿疣是由低危型病毒HPV-6型和HPV-11型引起的。

传染源为患者和健康带病毒者，主要经性接触或间接接触传播。HPV主要在其表皮基底细胞层复制，致皮肤、黏膜上皮组织异常分化和增生，出现上皮良性赘生物。病理检查可见表皮角化不全、棘层肥厚、表皮突增粗延长，呈乳头瘤样增生，棘细胞和基底细胞有部分核分裂。粒层和棘层上部细胞有明显空泡形成，大于正常细胞体积，胞浆着色淡核浓缩，核周围有透亮晕。真皮水肿，毛细血管扩张及周围有慢性炎性细胞浸润。人群普遍易感，以年轻人为主，免疫功能低下及外伤者更易感。

四、临床分类

（一）中医分型

中医分型标准根据文献资料结合肛周尖锐湿疣患者的全身及局部症状，四诊合参，参考《中西医结合治疗皮肤病》将其分为湿热蕴结型与正虚邪恋型。

湿热蕴结型：病程较短，肛周皮损潮湿红润，疣体较大，呈现乳头状、菜花状或鸡冠状突起，伴瘙痒不适、恶臭、触之易出血，伴口苦咽干、小便溲黄、大便干结或黏滞不畅，舌质红，苔黄腻，脉滑数。治宜清热燥湿，解毒散结。方选萆薢化毒汤加减。

正虚邪恋型：病程较长，反复发作，屡治不愈，疣体较小，多呈疣状、颗粒状，表面灰白或污灰，痒痛不著，女子白带多而清稀，常伴神疲乏力，面色萎黄，纳呆，便溏，舌体胖淡，脉象沉细。治宜益气健脾，化湿解毒。方选参苓白术散加减。

（二）西医分期

根据其临床表现主要分为3期：显性感染期、亚临床感染期、隐性（潜伏）感染期。

1.显性感染期

常于肛门周围皮肤黏膜交界处出现菜花状疣体，损害可单发或多发，一般无自觉症状，少数患者可伴有瘙痒、异物感或灼痛感。

2.亚临床感染期

通常指临床上经肉眼不能辨认的病变，主要表现为微小或外观正常的病损，但辅助检查（如醋酸白试验、皮肤镜、电子肛肠镜、病理检查等）有可能发现异常病变。

3.隐性（潜伏）感染期

潜伏期无明确界限，为3周～8个月，平均为3个月。肛周皮肤黏膜表面外观正常，除HPV核酸检测呈阳性外，其他辅助检查均为阴性，具有传染性，可发展为亚临床感染和显性感染。

五、鉴别诊断

1.中医鉴别诊断

疣目：皮肤表面可见有突出的单个异物，呈针头至绿豆大、半球形或多角形，色灰白或污黄，表面蓬松枯槁，状如花蕊，粗糙而坚硬，后逐渐增大发展成乳头状。但好发于手背、手指、头皮等处，常因搔抓、碰撞、摩擦破伤而易出血，且多发于儿童及青年，与肛门臊疣相区别。

脱肛：肛门有异物脱出，呈淡红色，可见放射状或环形皱襞。早期脱出，便后能自行还纳，久咳、下蹲或行走时也可见脱出。起病缓慢，多见于幼儿、老年人，尤其是多次分娩或有长期便秘、慢性腹泻者，需与肛门臊疣相区别。

锁肛痔：肛门内或肛门皮肤有突起小硬结，早期表现为大便带血，血为鲜红或暗红，量不多，常同时伴有黏液，呈持续性。后逐渐出现大便次数增多，有里急后重，粪便中有血、脓、黏液，并有特殊的臭味。无传染性，需与肛门臊疣相辨别。

2.西医鉴别诊断

肛门扁平湿疣（二期梅毒疹）：好发于外阴、肛门，呈扁平突起，边缘整齐，无蒂，表面光滑而湿润，成片或成簇生长，传染性强，损害部位内可找到梅毒螺旋体，梅毒血清反应呈强阳性，需与肛门尖锐湿疣相辨别。

肛门湿疹：肛门湿疹皮损边缘有小丘疹或水疱，皮损区内皮肤潮红，伴糜烂和皮肤粗糙；而肛门尖锐湿疣常孤立或成片，四周皮肤正常，需与肛门尖锐湿疣相辨别。

混合痔：表现为排便时有鲜血或肿块从肛门脱出，以出血、疼痛为主；而肛周尖锐湿疣多无出血和疼痛，疣体易反复生长，且多伴有不洁性行为、醋酸白试验阳性。

六、治疗

1. 一般治疗原则

一般治疗原则以病因治疗为主，去除疣体为目的，并消除亚临床感染以减少或预防复发，同时积极治疗性伴侣，避免交叉感染。

2. 中医疗法

（1）中医内治法

根据中医理论，肛周尖锐湿疣主要由湿热毒邪浸淫或正虚邪恋证，邪毒在体表搏结而致。治疗上则以清热解毒、利湿化浊、益气扶正等为治则，辨证选方，采用中药内服的方式，以达到最佳治疗效果。

（2）中医外治法

肛周尖锐湿疣主要以局部为主，且位置表浅，中药外治可直达病所，故治疗上常常选用外治法。徐灵胎的"凡属形体久疾当外治，不明外治之法，服药虽中病，仅得医术之半耳"为本病的诊疗提供了宝贵的经验。中医外治法有其独到之处，能将治疗范围局限于局部皮损，而不伤及全身，又可调节脏腑。常用疗法有火针、针灸、中药敷贴、涂擦、浸泡、熏洗、结扎、推疣法等，具有杀虫蚀赘、除去疣体，有效增强抗病毒的能力，降低复发率的作用。

另外，由于久病失治，邪盛正衰，正气无力祛邪外出，邪陷于内，发于外，故仅靠外治疗效不佳，病情极易反复，难以根治。采用内治、外治法相结合的原则，既可祛邪外出，亦可扶助正气，达到阴平阳秘、正气存内、邪不可干的状态，才能最大限度地治愈，并减少复发。

3. 西医疗法

西医治疗肛周尖锐湿疣的原则是以外治去除疣体为主，同时辅以药物抗病毒和提高免疫力。西医疗法主要包括药物治疗与物理治疗。

药物治疗主要包括抗病毒制剂（阿昔洛韦）、免疫制剂（白介素-2、卡介苗素、聚丙肌、聚肌胞、奥平栓、麻疹活疫苗、干扰素）、免疫调节剂（咪喹莫特、Cidofovir）、表面活化剂（5-氟尿嘧啶、顺铂）、皮损内干扰素注射治疗。

物理治疗主要包括冷冻治疗、电离子和高频电刀治疗、激光治疗、微波治疗、温热治疗、手术治疗、光动力治疗。

4.中西医结合治疗

在实际治疗肛周尖锐湿疣的过程中，医生会经常联合中西医多重疗法治疗。西医疗法能快速消除疣体，减轻患者的心理压力，但对亚临床及病毒携带者的治疗效果并不理想；而中医疗法可有效地控制临床损害和潜在病毒，减少复发，且价格低廉，毒副作用小，同时对增强免疫抵抗能力，促进切口愈合有较好的效果。两者结合，在治疗上相辅相成，经综合调理，可明显提高临床疗效。

七、预防与调护

现对于本病的治疗，尽管能将疣体消除，但HPV感染尚不能彻底清除，一旦感染，需终生控制，预防复发，因此，对HPV病毒感染的预防就显得尤为重要。积极完善性传播疾病筛查机制并做到早发现、早治疗、早预防。为避免感染此类病毒，需加强性健康教育，做好安全保护措施，选择正确的性行为，避免不洁性接触；注射预防性HPV疫苗，如四价疫苗、九价疫苗，虽可预防90%～95%的尖锐湿疣，但不能用于治疗已发生的HPV感染和已存在的尖锐湿疣；积极改变不良生活习惯，如抽烟、嗜酒、熬夜、暴饮暴食等；加强体育锻炼，增强体质，提高免疫力；常换洗内裤，保持阴部清爽洁净；治疗后定期随访。

参考文献

[1] JIMENEZ - VIEYRA C R.Prevalence of condyloma acuminata in women who went to opportune detection of cervicouterine cancer[J].Ginecolgia Obstetricia De Mexico,2010,78(2):99-102.

[2] VILLIERS E M D,FAUQUET C,BROKER T R,et al.Classification of papillomaviruses[J].Virology,2004,324(1):17-27.

[3] GARLAND S M,STEBEN M,SINGS H L,et al.Natural history of genital warts:analysis of the placebo arm of 2 randomized phase III trials of a quadrivalent human papillomavirus(types 6,11,16,and 18)vaccine[J].J Infect Dis,2009,199(6):805-814.

［4］BALL S L R，WINDER D M，VAUGHAN K，et al.Analyses of human papil-lomavirus genotypes and viral loads in ano genital warts［J］.J Med Virol，2011，83（8）：1345-1350.

［5］肖战说，徐晨琛，崔炳南.中医外治法治疗尖锐湿疣的研究进展［J］.山东中医杂志，2018，37（09）：783-786.

［6］中华医学会皮肤性病学分会，中国医师协会皮肤科医师分会，中国康复医学会皮肤性病委员会.中国尖锐湿疣临床诊疗指南［J］.中国皮肤性病学杂志，2021，35（04）：359-374.

第十四章　息肉痔

息肉痔指发生于直肠黏膜上的赘生物，是一种常见的直肠良性肿瘤。本病好发于有肠息肉家族史、高脂肪饮食、结直肠炎、慢性便秘等特征的人群。

一、临床表现

临床表现为大便次数增多，大便不成形；大便有黏液，甚至有脓血；便秘。长期大便次数增多，甚至大便不成形者可导致贫血，或者消瘦、乏力，严重者可导致电解质紊乱。低位的结肠息肉有可能会随着大便脱出肛外。

二、中医病名及经典论述

本病古时称"悬胆痔""垂珠痔""樱桃痔""肠覃""石瘕""积聚""癥瘕"等，相当于西医的直肠息肉。息肉最早出现在《神农本草经》中，指的是生于孔窍及内脏空腔壁上的赘生物。中医认为，息肉多因外邪侵袭、七情不舒等导致气滞血瘀，阻于脉道而结为息肉。《灵枢·水胀篇》中提到"寒气客于肠外，与卫气相搏，气不得荣，因有所系，癖而内著，恶气乃起，息肉乃生"，描述了息肉的形成与气血运行不畅有关。在中医古籍中，肠覃与肠道内的赘生物相关，其形态与息肉痔有相似之处。《外科大成·痔漏》中记载"悬胆痔，生于脏内，悬于肛外"，形象地描述了息肉痔的形态和部位。

三、中西医病因病机

（一）中医病因病机

1.饮食不节

中医认为，饮食不节可导致脾胃运化功能失常，湿邪内生，下注大肠，进而引发息肉痔的形成。如《中医外科学》中提到："饮食不节，劳倦过度者，脾胃运化功能失常，湿邪内生，下注大肠，经络阻塞，瘀血浊气凝聚不散，日久而发为息肉。"

2.情志失调

情志失调可导致气机不畅，气滞血瘀，进而形成息肉痔。如《中医肛肠科学》中提到："情志失调，肝气郁结，气机不畅，气滞血瘀，瘀阻大肠，可致息肉痔的发生。"

3.先天禀赋不足

先天禀赋不足可导致正气虚弱，邪气易侵，进而引发息肉痔的发生。如《中医外科学》中提到："先天禀赋不足或思虑过度，脾气亏虚，水湿不化，津液聚而成痰，痰气郁结于大肠，则化生息肉。"

（二）西医病因病机

1.遗传因素

部分结直肠息肉与家族遗传有关，如家族性腺瘤性息肉病和Lynch综合征等。

2.饮食因素

饮食因素与直肠息肉的形成有一定关系。胆汁中含有胆酸和胆固醇，高脂肪饮食会刺激胆汁分泌增加，从而使粪便中胆酸和胆固醇含量增高，胆酸可通过激活体内的酶来诱导正常结直肠上皮腺瘤细胞异常增殖，从而导致息肉的发生。

3.慢性便秘、长期排便困难

粪便在肠道中滞留时间过长，有害物质长时间刺激肠黏膜，导致肠黏膜上皮细胞异常增生，可引起直肠息肉。

4.年龄因素

结直肠息肉的发病率随着年龄的增加而上升，年龄增长可导致肠道黏膜细胞代谢减慢、修复能力下降以及免疫功能减弱等。

四、临床分类

按组织学表现和病理性质分为：

1.新生物

新生物包括管状腺瘤、管状绒毛腺瘤，绒毛腺瘤和家族性腺瘤息肉病，这类息肉是由肠上皮生长的新生物，极易发生癌变。

2.错构瘤

这类肿瘤是正常组织的异常混合，是一种或数种组织过度生长形成的肿瘤，包括幼年息肉、幼年息肉病、黑斑息肉和黑斑息肉综合征。这类息肉一般不会恶变，但息肉病则多会恶变。

3.炎性息肉

炎性息肉指假息肉，由肠黏膜溃疡而引起，常见的有慢性溃疡性结肠炎。良性淋巴样息肉和良性淋巴样息肉病，属正常淋巴组织，与癌变无关。

4.增生性息肉

增生性息肉又叫化生性息肉，是在直肠和结肠黏膜上的无蒂小结节，可单个孤立，也可多发，颜色与周围黏膜相同，直径仅有几毫米，一般无症状，并多发腺瘤。

5.综合征类

该类疾病在肠胃内有息肉，在胃肠道外也有特殊表现。

五、鉴别诊断

1.直肠癌

息肉痔质软，便后出血；直肠癌质硬，大便色紫暗，气味恶臭，伴里急后重。

2.肛乳头肥大

息肉痔色鲜红，质软，便血；肛乳头肥大呈灰白色，质硬，无便血。

3. 内痔

息肉痔是发生在直肠黏膜的隆起性病变，发病缓慢，早期多无临床表现；内痔是肛门皮肤下或直肠末端黏膜下的静脉曲张，多有便血、痔核突出、肛门湿痒等临床表现。

六、治疗

（一）西医治疗

西医治疗以尽早切除为原则，手术方法包括：

1. 结扎法

（1）适应证

结扎法适用于低位带蒂息肉。

（2）方法

患者侧卧位或截石位，局部常规消毒，局麻并扩肛后，用示指将息肉轻轻拉出肛外，或在肛镜下用组织钳夹住息肉。基底部轻轻拉出肛外，用原针丝线在基底部贯穿结扎，然后切除息肉，注入九华膏或放置红油膏纱布条引流。

2. 套扎法

（1）适应证

套扎法适用于低位带蒂息肉。

（2）方法

患者排便后，取胸膝位或侧卧位，先做直肠指诊，以排除其他病变；插入肛门镜检查息肉位置及数目，选定套扎部位；使用长棉花签，清洁套扎部位，常规消毒手术视野；由助手固定肛门镜，术者左手持套扎器套住息肉基底部，将胶圈推出扎到息肉根部。术后处理同单纯结扎术。

3. 直肠结肠切除术

直肠结肠切除术适用于高位多发性腺瘤。

（二）中医治疗

1. 风伤肠络

（1）症候

便血，血色鲜红，滴血，带血；息肉表面充血明显，脱出或不脱出肛外；舌质红，苔薄白或薄黄，脉浮数。

（2）治法

清热凉血，祛风止血。

（3）方药

槐角丸加减。常用槐角、槐花、槟榔、黄芩、刺猬皮，便血量多者，加牡丹皮、生地黄、侧柏炭。

2.气滞血瘀

（1）症候

肿物脱出肛外，不能回纳，疼痛明显，息肉表面紫暗，舌紫，脉涩。

（2）治法

活血化瘀，软坚散结。

（3）方药

少腹逐瘀汤加减。常用小茴香、干姜、延胡索、没药、川芎、官桂、赤芍、炒五灵脂、生蒲黄、当归，息肉较大或多发时，可加半枝莲、半边莲、白花蛇舌草。

3.脾气亏虚

（1）症候

肿物易于脱出肛外，表面增生粗糙，或有少量出血，肛门松弛，舌质淡，苔薄，脉弱。

（2）治法

补益脾胃。

（3）方药

参苓白术散加减。常用白扁豆、人参、白术、白茯苓、炙甘草、山药、莲子肉、桔梗、薏苡仁、缩砂仁，出血量多时，可加阿胶、鸡血藤等。

七、预防与调护

（1）积极治疗结直肠炎性疾病。

（2）保持大便通畅（平时多吃蔬菜、水果、全麦等食物，补充膳食纤维、矿物质及维生素等，使大便柔软，利于大便排出。避免食用生冷、油腻、辛辣、刺激性、油炸、腌制等食物，适当多饮水，多吃新鲜蔬菜和水果）。

（3）不定期做大便潜血试验。

（4）息肉脱出肛外要及时回纳。

（5）建议每天做提肛运动，可促进肛门局部血液循环。方法十分简单，站姿、坐姿、行走均可进行提肛运动，每次做50次左右即可。

提肛运动：指有规律地往上提收肛门，然后放松，一提一松就是提肛运动。站、坐、行均可进行，每次做提肛运动50次左右，持续5～10分钟。提肛运动可以促进局部血液循环，预防痔疮等肛周疾病。

第十五章　锁肛痔

锁肛痔是发生在肛管直肠周围的恶性肿瘤，病至后期，肿瘤阻塞，肛门狭窄，排便困难，犹如锁住肛门一样，故被称为锁肛痔。

一、临床表现

本病早期几乎无症状，有些仅表现出轻度腹痛及大便频数、黏液血便等肠道刺激症状。青年人群大肠癌的表现往往为典型便血和大便习惯改变，而老年人群大肠癌多表现为便秘和腹部有肿块。

本病初期表现为黏膜或肛门皮肤有突起小结节，无明显症状，病情进一步发展可出现肛门处有坚硬肿块或伴有流脓血臭水，排便次数增多或排便困难，里急后重，粪形变细，脓血便。

二、中医病名及经典论述

中医学将其归属于"肠覃""脏毒""肠风"等范畴，病位在大肠，与脾、胃、肾、肝、肺关系密切。

《医宗金鉴》："醇酒厚味，勤劳辛苦，蕴注于肛门，两旁肿突形如桃李，大便秘结，小便短赤，甚者肛门重坠紧闭，下气不通，刺痛发锥。"

《外科大成》也有对结直肠癌临床症状和体征的描述："锁肛痔，肛门内外犹如竹节锁紧，形如海蛇，致使排便困难，大便变形、变细、腹痛，腹胀，流脓便血，恶臭难闻。"

明代《外科正宗》载："夫脏毒者，醇酒厚味，勤劳辛苦，蕴毒流注肛门结成肿块。"

清代《外科大成·锁肛痔》载："肛门内外，如竹节锁紧，形如海蜇，里急后重，便细而带扁，时流臭水，此无治法。"

三、中西医病因病机

（一）中医病因病机

忧思抑郁，情志不畅，日久气滞血瘀；肝气不舒，横逆犯脾，运化失常，湿热痰浊内生；或饮食不节，久泻久痢，息肉虫积，损伤脾胃，湿热痰浊内生，与气血结聚于肠道而成肿瘤。总之，湿热痰浊气血瘀结成肿块是本病之标，而正气不足、脾肾亏虚是本病之本。

（1）湿热蕴结

忧思抑郁，脾胃失和；或饮食不洁、息肉虫积损伤脾胃，运化失司，湿热内生，浸淫肠道，下注肛门，蕴毒积聚，结而为肿。

（2）气滞血瘀

病久则湿热壅阻大肠，腑气不畅，气血湿毒瘀滞凝结。

（3）气阴两虚

疾病后期，久泻久痢或肿块耗伤气血，致气阴两虚。

（4）火毒炽盛

热毒内蕴脏腑，郁久不散，经络阻隔，或正气虚弱，不能透毒外出，以致毒滞难化，积聚不去，渐成癥瘕积块。

（二）西医病因病机

西医认为，直肠癌多为腺癌，好发于直肠中、下段；肛管癌原发于肛管皮肤，多为鳞状细胞癌。肛门部瘢痕组织、湿疣、肛瘘等病变亦可诱发癌变。其病因不明，可能与慢性炎症、腺瘤癌变、饮食习惯及致癌物质等因素有关。

四、临床分类

（一）西医分类

1.肿块型

肿瘤向肠腔内生长，瘤体较大，呈球形或半球形的菜花状或盘状隆起，瘤体间有溃疡，四周浸润性小；瘤体组织脆，触之易出血，多见于右半结肠，预后较好。

2. 溃疡型

肿瘤向肠壁深层生长并向周围浸润，早期即可有溃疡，且溃疡面较大，边缘隆起不规则且似火山口状，溃疡底部深陷为坏死组织，瘤组织脆、易出血、感染、穿透肠壁、转移较早，多发生于左半结肠及直肠。

3. 浸润型

癌组织沿肠壁浸润生长，肠黏膜有糜烂、出血及溃疡形成，该型肿瘤因纤维组织增生反应较重，有时活检不易取到肿瘤组织，加之有炎症表现，容易被误诊；多见于左半结肠，因浸润度高、转移早，预后较差。

（二）中医分型

1. 湿热痰浊证

大便带血，血色暗红，或带黏液，便次增多，肛门坠胀，里急后重；舌红，苔黄腻，脉滑数。

2. 气滞血瘀证

肛周肿物隆起，坚硬如石，疼痛拒按；或大便带血，血色暗红，里急后重，大便困难；舌紫暗，脉细涩。

3. 气阴两虚证

大便难出，或便中带血，肛门坠胀；口干心烦，疲乏无力，面色少华，身体消瘦；舌红，少苔，脉细弱。

五、鉴别诊断

1. 锁肛痔与直肠息肉

直肠息肉无痛性便血，量时多时少，少夹黏液。肛门镜或直肠镜检查可见有蒂或无蒂肿物，病理检查可协助诊断。

2. 锁肛痔与溃疡性结肠炎

溃疡性结肠炎黏液脓血便，或里急后重。结肠镜检查可见直肠或结肠黏膜充血、水肿或糜烂、溃疡，无明显肿物及肠腔狭窄，大便培养无致病菌生长。

3.锁肛痔与内痔

内痔有间歇性便血，血色鲜红，无明显疼痛，齿线上方黏膜有明显隆起充血。

4.锁肛痔与息肉痔

息肉痔多见于儿童及青年人群，有家族遗传史，直肠指检可摸到大小不等、单个或多个、柔软、可活动的肿物。

5.锁肛痔与肛门狭窄

肛门狭窄有直肠溃疡或手术、注射等治疗史，仅有排便困难、便细症状，无便血等症状，全身状况良好。

6.锁肛痔与痢疾

痢疾发病急骤，常有恶寒发热和周身不适感、恶心呕吐与脱水症状，粪便检查痢疾杆菌呈阳性。

六、治疗

临床研究发现，中医药结合内镜微创手术，能辅助术前肠道清洁，利于息肉检出，减少术后并发症，改善患者的临床症状，中西医结合治疗优势明显。

（一）辨证论治

1.湿热痰浊证

主证：大便带血，血色暗红，或带黏液，便次增多，肛门坠胀，里急后重；舌红，苔黄腻，脉滑数。

治法：清热利湿，化痰祛瘀。

方药：槐角地榆丸加白花蛇舌草、半枝莲、天葵、黄药子、桃仁、乳香、没药、土茯苓、薏米等。

2.气滞血瘀证

主证：肛周肿物隆起，坚硬如石，疼痛拒按；或大便带血，血色暗红，里急后重，大便困难；舌紫暗，脉细涩。

治法：理气活血，破瘀散结。

方药：桃红四物汤合失笑散加白花蛇舌草、半枝莲、天葵、黄药子、土茯苓。

常用药：生地、归尾、赤芍、川芎、桃仁、红花、丹皮、五灵脂。

3.气阴两虚证

主证：大便难出，或便中带血，肛门坠胀；口干心烦，疲乏无力，面色少华，身体消瘦；舌红，少苔，脉细弱。

治法：益气养阴，清热解毒。

方药：八珍汤合增液汤。

常用药：当归、川芎、白芍药、熟地黄、人参、白术、茯苓、炙甘草。

（二）外治疗法

1.中药灌肠

中药灌肠常用药物有败酱草、红藤、乌梅、金银花、黄连、丹参、白术、茯苓、蒲黄等。用法、用量及疗程：清水煎煮，取汁 100～200 mL，每天睡前保留灌肠 1 次，药液温度控制在 38～40 ℃，灌肠后要求患者垫高臀部，卧床休息 2 h 以上；疗程为 14～45 天。

2.艾灸

艾灸常用穴位为足三里穴、大肠俞穴、天枢穴等。用法、用量及疗程：每日 1 次，以局部潮红为度，至临床症状消失后，逢节气艾灸穴位。

3.针刺

针刺常用穴位为天枢穴、合谷穴、上巨虚穴、足三里穴、丰隆穴等。用法根据穴位的不同位置选择合适的体位，结合病证选择不同的 针灸方法。每天 1 次，10 次为 1 个疗程；1 个疗程结束后，隔 5 天进行下一个疗程，连续治疗 3 个疗程。

4.敷药

肛管癌溃烂者，外掺红升丹，用九华膏或黄连膏，贴敷患处。

（三）靶向治疗

靶向治疗是指通过运用特异性选择结合致癌位点的拮抗剂，阻断肿瘤发生相关通路而优化肿瘤细胞杀伤和非靶向效应（如骨髓和上皮细胞损伤）之间的平衡。

（四）免疫治疗

肿瘤细胞可以利用免疫检查点途径来逃避抗肿瘤免疫攻击。因此，肿瘤免疫治疗则是通过使用免疫检查点抑制剂、单克隆抗体封锁免疫检查点防止肿瘤细胞免疫逃逸，恢复免疫监视，进而重新激活人体自身免疫系统来识别并杀灭癌细胞和肿瘤组织。

（五）手术疗法

能切除的肛管直肠癌应尽早行根治性切除术。手术疗法适用于癌肿局限在直肠肛管，或只有局部淋巴结转移的患者。已侵犯的子宫、阴道壁也可以同时切除，当晚期肛管直肠癌已广泛转移，不能行根治性手术时，可行乙状结肠造瘘术，以解除梗阻，减轻患者痛苦。常用的手术方式有局部切除、Miles 术、Dixon 术、Parks 术、Bacon 术。

七、预防与调护

本病若能早期诊断，及时治疗，一般预后良好。但也有部分患者伴有贫血等并发症，也可出现恶变。

（1）注意饮食营养，忌食辛辣刺激之物，多食新鲜蔬菜。

（2）积极治疗肛门部病变，一旦发现肛门不适，肛缘有硬结、出血或肿痛等症状应及时检查，尽可能做到早发现、早治疗。

（3）40岁以上的患者若出现排便习惯改变及便血，应尽早检查。

参考文献

[1] 王晨曲,孙雅雯,邵迎盈,等.高祥福运用葛根芩连汤治疗锁肛痔经验介绍[J].新中医,2020,52(13):36-37.

[2] 王彬,赵文萃,吴迪.直肠癌的诊断及治疗进展[J].医学综述,2021,27(23):4651-4655.

[3] 安永康,张双喜,屈海涛,等.张东岳教授运用脏毒清治疗锁肛痔经验介绍[J].中医临床研究,2023,15(07):129-133.

[4] 惠逸帆,赵硕琪,凌亭生,等.结直肠腺瘤中西医结合防治指南[J].中国中药杂志,2023,48(23):6269-6277.

[5] 彭丞,柴可群.中西医结合治疗大肠癌研究进展[J].浙江中西医结合杂志,2022,32(08):779-782.

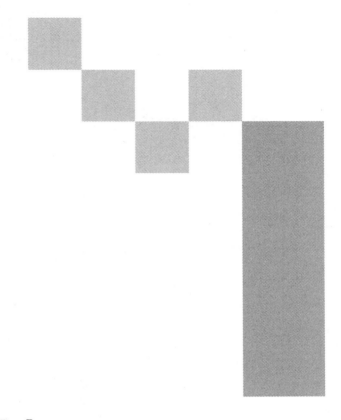

第二部分

医案集锦

第一章　混合痔

痔，是直肠末端黏膜下和肛管皮肤下的静脉丛发生扩大、曲张所形成的柔软静脉团，又称痔疮、痔核。临床上可分为内痔、外痔、混合痔，以便血、脱出、肿痛为其临床特点。早在两千多年前，《黄帝内经》就有"因而保食、经脉横解、肠澼为痔"的论述，精辟阐述了痔疮的病因病机，以后历代医家又不断补充对痔的认识。中医学认为本病的发生多因脏腑本虚，兼因久坐久立，负重远行，或长期便秘，或泻痢日久，或临厕久蹲，或饮食不节，过食辛辣醇酒厚味，都可导致脏腑功能失调，风湿燥热下迫大肠，淤阻魄门，瘀血浊气结滞不散，筋脉懈纵而成痔。中医根据病因病机和临床特点进行辨证论治，可分为如下几种证型。

1.风伤肠络

大便带血、滴血或喷射性出血，血色鲜红，或有肛门瘙痒。舌红，苔薄白或薄黄，脉浮数。治以清热凉血祛风，常用凉血地黄汤加减。

2.湿热下注

便血色鲜，量较多，肛内肿物外脱，可自行回缩，肛门灼热。舌红，苔黄腻，脉滑数。治以清热利湿止血，常用脏连丸加减。

3.气滞血瘀

肛内肿物脱出，甚或嵌顿，肛管紧缩，坠胀疼痛。甚则肛缘有血栓、水肿，触痛明显。舌质暗红，苔白或黄，脉弦细涩。治以清热利湿，祛风活血，常用止痛如神汤加减。

4.脾虚气陷

肛门坠胀，肛内肿物外脱，需手法复位。便血色鲜或淡，可出现贫血，面色少华，头昏神疲，少气懒言，纳少便溏等症状。舌淡胖，边有齿痕，舌苔薄白，脉弱。治以补中益气，常用补中益气汤加减。

医案精解1

患者薛某，男，41岁，2023年5月11日到医院就诊。

主诉：便时有肿物脱出不能回纳，3天。

病史：患者3天前因饮食辛辣刺激之品出现排便努责致肿物脱出，便后不能回纳，肛周疼痛明显，便时出血，纸上带血，色鲜红，自行口服消炎及外用药物（具体用药用量不详），症状未见明显缓解，肛周坠胀、疼痛难忍，为明确诊断，遂来我院就诊。

专科检查：视诊，肛门3、7、11点位肿物突出，延及齿线以上，黏膜糜烂、充血；指诊，肿物压痛，肛门括约肌功能尚可，齿线上3、7、11点位黏膜隆起，指套无血染，其余无异常；肛镜，3、7、11点位黏膜隆起、糜烂、充血。

中医诊断：混合痔病——湿热下注。

西医诊断：混合痔。

治疗方法：混合痔外剥内扎、内痔硬化剂注射术。

麻醉生效后，患者右侧卧位于手术床上，消毒、铺巾，扩肛。术中在11点位行"V"形切口，剥离痔核，用10号丝线内扎痔核，同法结扎3、7点位痔核，用消痔灵1∶1注射液在3、7、11点位结扎线上0.5 cm处黏膜下注射，用量约10 mL，查无波动性出血，以玉红油纱条填塞肛内，纱布块塔形包扎，"丁"字带固定，手术顺利，安全返回病房。

术后处理：24 h后拆除肛周包扎的纱布，便后予以甘肃中医药大学附属医院院内制剂参柏洗剂熏洗坐浴，大黄消痔栓、古墨膏纳肛、引流条换药治疗，10天后结扎线脱落，予以扩肛治疗。术后1个月，创面组织生长良好，伤口基本愈合。3个月后复查无异常。

按：混合痔外剥内扎术是治疗混合痔的经典手术方式，一直沿用至今。内痔注射疗法最早起源于英国，经过了多年的临床实践，目前常用的硬化剂品种较多，消痔灵注射液因其价钱便宜，临床较为常用。外剥内扎术后配合内痔硬化剂注射术，就是在结扎的内痔基底部少量注射硬化剂，以提高疗效和减少术后出血。

医案精解2

患者乔某，女，56岁，2023年5月21日到医院就诊。

主诉：便时有肿物脱出不能回纳，伴出血5年，加重1周。

病史：患者5年前因排便努责致便时有肿物脱出，便后不能回纳，需用手辅助回纳或休息后逐渐回纳，偶有便时出血、滴血或纸上带血，色鲜红，自行予以外用药物（具体用药及用量不详），症状稍有缓解，以上症状反复发作。1周前症状加重，便时有肿物脱出，不能回纳，肛周坠胀、疼痛明显，便时出血，纸上带血，色鲜红，为明确诊断，遂来我院就诊。

专科检查：视诊，肛门3、7、11点位肿物突出，延及齿线以上，黏膜糜烂、充血；指诊，肿物压痛，肛门括约肌功能尚可，齿线上3、7、11点位黏膜隆起，指套无血染，其余无异常；肛镜，3、7、11点位黏膜隆起、糜烂、充血。

中医诊断：混合痔病——湿热下注。

西医诊断：混合痔。

治疗方法：内痔套扎联合外痔切除术。

麻醉生效后，患者右侧卧位在手术床上，消毒、铺巾、扩肛。将负压吸引接头与外源负压抽吸系统相连接，并确认负压释放开关处于关闭状态，术中在套扎器专用肛门镜下消毒，经肛门镜置入枪管并对准11点位距齿线上2～3 cm处，打开负压吸引器，边负压吸引边适当调整吸引头使内痔充分吸入枪头内，当负压达到0.08～0.1 MPa时，转动棘轮以激发胶圈，打开负压开关，消除负压，释放被套扎的痔核。采用同样的方法，对3、7点位痔核进行套扎，11点位外痔行"V"形切口，切除11点位外痔，同法处理3、7点位外痔。查无活动性出血，以玉红油纱条填塞肛内，布块塔形包扎，"丁"字带固定，安全返回病房。

术后处理：24 h后拆除肛周包扎的纱布，便后予以甘肃中医药大学附属医院院内制剂参柏洗剂熏洗坐浴，大黄消痔栓、古墨膏纳肛、引流条换药治疗，7～10天后套扎圈脱落，予以扩肛治疗。术后1个月，创面组织生长良好，伤口基本愈合。3个月后复查无异常。

按：在我国肛门直肠疾病中，痔发病率占80.6%。单纯内痔结扎术始于19世纪早期，现代的套扎术首先在1954年由Blaisdell制成小巧器械，用丝线或肠线结扎内痔。1963年Barron改良了套扎器，并采用胶圈，从此它得到了广泛应用。从2005年起，与肛门镜相配合的胶圈套扎术逐渐成为混合痔优先的治疗方法。其原理是通过对痔核或痔上黏膜套扎，利用胶圈的弹性紧缩阻断痔血供或减少静脉倒流，减少痔的充血肥大或血流瘀滞，使内痔核萎缩，或使之产生缺血坏死脱落。同时，套扎后局部炎症反应，致使黏膜、黏膜下层与浅肌层粘连，黏膜皱缩，肛垫上提。混合痔的内痔经套扎后，多数因直肠黏膜回缩，脱出消失，外痔也可好转。

目前，甘肃中医药大学附属医院肛肠科利用自动痔疮套扎器（RPH或者弹力线）联合外痔切除法治疗混合痔，通过临床实践和观察发现，它具有以下特点：①套扎治疗实现了自动化，操作简单；②手术时间短，一般手术时间为6～15分钟；③术中出血很少；④术后并发症少；⑤住院时间短，术后恢复快；⑥保持了肛门的正常功能，不破坏直肠与肛管的正常结构，因而容易被患者接受。

医案精解3

患者郭某，女，47岁，2024年1月8日到医院就诊。

主诉：肛门异物脱出10年，加重1个月。

病史：患者自述10年前无明显诱因出现便时有肿物脱出，便后自行回纳，未予重视，未行相关诊治，以上症状反复发作。1个月前劳累后上述症状加重，便时有肿物脱出，不能自行还纳，需用手还纳，伴便时出血，量少，色鲜红，肛门坠胀不适，为明确诊治，遂来我院就诊。

专科检查：视诊，肛门3、6点位有肿物突出，延及齿线以上，黏膜糜烂、充血；指诊，肿物压痛，肛门括约肌尚可，齿线上3、6、11点位黏膜隆起，指套无染血，其余无异常；肛镜，3、6、11点位黏膜隆起、糜烂、充血，齿线处12点位可见一个2 cm×2 cm大小的赘生物，色苍白，质地偏硬。

中医诊断：混合痔病——湿热下注。

西医诊断：混合痔；肛乳头肥大。

治疗方法：混合痔外剥内扎、内痔硬化剂注射术、肥大肛乳头切除术。

麻醉生效后，患者右侧卧位于手术床上，消毒，铺巾，指扩肛，在6点位行"V"形切口，剥离痔核，用10号丝线内扎痔核，同法结扎3点位痔核，从基底部钳夹12点位肥大的肛乳头，用10号丝线结扎肛乳头，切除并送病检；用消痔灵1∶1注射液在3、6、12点位结扎线上0.5 cm处黏膜下注射，用量约5 mL，修剪创缘，查无波动性出血，以玉红油纱条填塞肛内，纱布块塔形包扎，"丁"字带固定，安全返回病房。

术后处理：24 h后拆除肛周包扎的纱布，便后第2天予以甘肃中医药大学附属医院院内制剂参柏洗剂熏洗坐浴，肛泰栓、复方多黏菌素B软膏纳肛、引流条换药治疗，8天后结扎线脱落，予以扩肛治疗。术后1个月，创面组织生长良好，伤口基本愈合。2个月后复查无异常。

按：混合痔及肛乳头肥大均是肛肠科的常见病及多发病。肛乳头为肛管正常组织，由于局部炎症刺激、大便摩擦等因素反复刺激，致使肛乳头增生肥大，产生肛门潮湿、瘙痒、坠胀等不适感。当增生到一定程度，肥大肛乳头脱出于肛门外时，称为肛乳头瘤，易有癌变倾向，于人体而言已成异物，宜尽早手术切除。

第二章 肛裂

肛裂，是消化道出口从齿状线到肛缘这段最窄的肛管组织表面裂开，形成小溃疡，方向与肛管纵轴平行，呈棱形或椭圆形，常引起肛周剧痛。肛裂好发于肛管后部，青壮年多见，女性发病率较高。肛裂有急性和慢性之分，慢性肛裂由于病程长和反复发作，形成"肛裂三联征"，即肛裂、前哨痔、肛乳头肥大同时存在。中医学将本病称为"裂痔""裂肛痔"等，认为本病的发生多因饮食不节，恣饮醇酒，过食辛辣厚味，以致燥热内结，耗伤津液，无以下润大肠，则大便干结；或如厕努责，使肛门裂伤而致便血等。《医宗金鉴·外科心法要诀》曰："肛门围绕、折纹破裂、便结者，火燥也。"中医根据病因病机和临床特点进行辨证论治，可分为以下几种证型。

1. 血热肠燥

大便二三日一行，质干硬，便时肛门疼痛，便时滴血或手纸染血，裂口色红；腹部胀满，溲黄；舌偏红，脉弦数。治以清热润肠通便，常用凉血地黄汤合脾约麻仁丸加减。

2. 阴虚津亏

大便干结，数日一行，便时疼痛，点滴下血，裂口深红；口干燥，五心烦热；舌红，苔少或无苔，脉细数。治以养阴清热润肠，常用润肠汤加减。

3. 气滞血瘀

肛门刺痛明显，便时便后尤甚，肛门紧缩，裂口色紫暗；舌紫暗，脉弦或涩。治以理气活血，润肠通便，常用六磨汤加减。

医案精解1

患者张某，男，38岁，2023年11月2日到医院就诊。

主诉：反复便时肛门疼痛2月余，加重3天。

病史：患者3天前因大便干结，排便时出现肛门疼痛、呈撕裂样，手纸擦拭带有少量鲜血，自行服用"乳果糖"通便药后排便正常，大便每日可行，便质软，但便后仍有肛门疼痛，呈裂样，持续半小时左右，给予温水坐浴可缓解；苔薄，舌红，脉细数。

专科检查：视诊，12点位肛管皮肤有一棱形裂口，基底色白，裂口边缘增厚，11点位肛缘结缔组织皮赘增生；触诊，肛门括约肌功能尚可，12点位裂口处触痛明显，裂口上方可触及一蒂状增生物，指套有少量血染，其余无异常；肛镜，因疼痛未查。

中医诊断：肛裂病——阴虚证。

西医诊断：肛裂。

治疗方法：肛门括约肌侧切术+肛周疾病切除术。

麻醉生效后，患者右侧卧位于手术床上，消毒、铺巾，扩肛。术前肛门镜查11点位肛缘皮赘增生，伴12点位肛管裂口，深达肌层，裂口上方有一乳头状增生物，大小为0.5 cm×0.5 cm；术中沿肛裂溃疡偏1点位做纵行切开上至齿线，下达溃疡口外端1.5 cm，切口深度以切开溃疡中心，切断部分括约肌至手指无紧缩感为度，并手法扩肛，高频电刀剔除乳头状增生物及肛缘增生物。术毕，用玉红油纱条填塞肛内，纱布块塔形包扎，手术顺利，安全返回病房。

术后处理：24 h后拆除肛周包扎的纱布，便后予以甘肃中医药大学附属医院院内制剂参柏洗剂熏洗坐浴，大黄消痔栓纳肛、复方多黏菌素B软膏换药治疗，术后2周，创面组织生长良好，伤口基本愈合。3个月后复查无异常。

按：本案患者典型症状是肛门周期性疼痛，保守治疗效果不佳，应采用手术治疗。临床上认为，肛裂是由于内括约肌痉挛导致肛管后供血不足，长期无法愈合而形成的溃疡，术中应尽可能清除溃疡，解除痉挛，改善患者局部血液供应。

医案精解2

患者陈某，女，37岁，2024年4月29日到医院就诊。

主诉：便时疼痛2个月。

病史：患者自述2个月前无明显诱因，排便努责致便时肛周疼痛、坠胀、瘙痒明显，便后休息后疼痛又作，便时出血，纸上带血，色鲜红，遂来我科门诊就诊，予以"马应龙"（具体用量不详）外用治疗，症状未见明显好转。为求进一步诊治，遂来我院就诊。入院症见：便时疼痛，便时出血，纸上带血，色鲜红，肛周坠胀、潮湿、瘙痒，大便尚可，每日1次，小便可，纳可，夜眠欠佳，无腹痛、腹泻及黏液脓血便，近期体重未见明显减轻。

专科检查：视诊，肛管点有一长约1.5 cm的纵向梭形溃疡，色苍白，边缘欠整齐，上方6点位有一个0.5 cm×0.5 cm的大皮赘；指诊，肛门括约肌痉挛，3、7、11点位黏膜充血、隆起，指套无染血，6点位齿线上附近可触及一大小为1.0 cm×1.5 cm×0.5 cm的乳头增生物，其余无异常；肛镜检查，3、7、11点位黏膜隆起、糜烂、充血，6点位齿线上附近可见一大小为1.0 cm×1.5 cm×0.5 cm的乳头增生物。

中医诊断：肛裂——气滞血瘀证。

西医诊断：肛裂；混合痔；肛乳头肥大。

治疗方法：肛门括约肌松解术+痔切除术+肥大肛乳头切除术。

麻醉生效后，患者右侧卧位于手术床上，消毒、铺巾，指扩肛。术中用直剪在6点位距肛缘2.0 cm做一人工外口，弯钳从此口入，穿过部分肛门括约肌从同点齿线上0.5 cm处出，剪开此段皮肤、皮下组织及部分括约肌，容两指顺利通过后，修剪创缘，引流通畅。用组织钳夹住7点位痔块皮肤，向外牵拉，暴露痔核，高频电刀行"V"形切口，用包有纱布的手指钝性分离外痔静脉丛，沿外痔静脉丛和内括约肌之间向上剥离痔核，并将痔核两侧黏膜切开少许，用止血钳将外痔与对应的内痔一起在根部夹住，用10号丝线内扎痔核，剪除混合痔外痔部分，高频电刀切除肥大肛乳头，电凝止血，手法扩肛，查无波动性出血，以玉红油纱条填塞肛内，纱布块塔形包扎，"丁"字带固定。术中麻醉满意，出血少。手术顺利，安全返回病房。

术后处理：术后予以复方黄柏液涂剂熏洗，肤痔清软膏、复方多黏菌素B软膏外用，肛泰栓纳肛，配合中药涂擦、中药热罨包治疗以抗炎、消肿止痛，促进伤口愈合。

第三章　肛门直肠周围脓肿

　　肛周脓肿又称肛门直肠周围脓肿，是发生于肛门、肛管和直肠周围的急性化脓性感染，并形成脓肿的一种疾病。主要表现为肛周持续性剧痛，局部症状包括红肿、皮肤温度高、伴硬结和触痛、可有波动感，全身症状包括发热、食欲不振等，属于细菌感染，是肛瘘的前身。肛周脓肿的发病率男性多于女性，且在任何年龄段均可发病，发病的高峰年龄通常在20～40岁。临床上可分为低位脓肿：皮下脓肿、低位肌间脓肿、坐骨直肠窝脓肿、肛管后间隙脓肿。高位脓肿：脓肿距离肛门较远，处于肛门括约肌的中上部，如直肠黏膜下脓肿、高位肌间脓肿、骨盆直肠间隙脓肿、直肠后间隙脓肿。关于肛痈比较明确的论述，最早见于《黄帝内经》，《灵枢·痈疽》云："痈疽发于尻，名曰锐疽，其状赤坚大，急治之，不治三十日死矣。"南宋末期，陈自明在《外科精要》首次将本病命名为"痈"："谷道前后生痈，谓之悬痈。"中医学认为本病的发生多因过食肥甘、辛辣、醇酒等物，湿热内生，下注大肠，蕴阻肛门；或肛门破损染毒，致经络阻塞，气血凝滞而成；也有因肺、脾、肾亏损，湿热乘虚下注而成者。中医根据病因病机和临床特点进行辨证论治，可分为如下几种证型。

　　1. 内治

　　（1）热毒蕴结证

　　主症：肛门周围突然肿痛，持续加剧，伴有恶寒、发热、便秘、溲赤、肛周红肿、触痛明显、质硬、皮肤焮热、舌红、苔薄黄、脉数等症状。

　　治法：清热解毒。

　　方药：仙方活命饮、黄连解毒汤加减。

　　（2）火毒炽盛证

　　主症：肛周肿痛剧烈，持续数日，痛如鸡啄，难以入寐，伴恶寒发热，口干便秘，小便困难。肛周红肿，按之有波动感或穿刺有脓，舌红，苔黄，脉弦滑。

治法：清热解毒，透脓。

方药：透脓散加减。

（3）阴虚毒恋证

主症：肛周肿痛，皮色暗红，成脓时间长，溃后脓出稀薄，疮口难敛，伴有午后潮热，心烦口干，盗汗，舌红，苔少，脉细数。

治法：养阴清热、祛湿解毒。

方药：青蒿鳖甲汤合三妙丸加减。

2.外治

（1）初起

实证用金黄膏、黄连膏外敷，位置深隐者，可用金黄散调糊灌肠；虚证用冲和膏或阳和解凝膏外敷。

（2）成脓

宜早期切开引流，并根据脓肿部位深浅和病情缓急选择适合的手术方法。

（3）溃后

用九一丹纱条引流，脓尽改用生肌散纱条。日久成漏者，按肛瘘处理。

医案精解1

患者冉某，男，53岁，2024年3月29日到医院就诊。

主诉：肛门有异物突出伴疼痛4月余。

病史：患者于4个月前无明显诱因出现肛门右侧异物突出伴疼痛不适，下坠感明显，给予复方多黏菌素B软膏涂抹后，偶有右侧皮肤瘙痒，症状未见明显缓解，肛周坠胀、疼痛难忍，为明确诊断，遂来我院就诊。

专科检查：视诊，肛门右侧距肛缘2 cm处有一5 cm×5 cm大小肿块，色红；指诊，肿块触痛明显，肛门括约肌功能尚可，6点位肛窦凹陷有压痛，3、7、11点位黏膜隆起，指套无染血，其余无异常；肛镜，因疼痛未查。

中医诊断：肛痈——湿热下注。

西医诊断：肛门直肠脓肿；内痔。

治疗方法：脓肿切开引流术+内痔套扎术。

麻醉生效后，患者右侧卧位于手术床上，消毒、铺巾、扩肛。术中在11点位行"V"形切口，剥离痔核，用10号丝线内扎痔核，同法结扎3、7点位痔核，用消痔灵1∶1注射液在3、7、11点位结扎线上0.5 cm处黏膜下注射，用量约10 mL，查无波动性出血，以玉红油纱条填塞肛内，纱布块塔形包扎，"丁"字带固定，手术顺利，安全返回病房。

术后处理：24 h后拆除肛周包扎的纱布，便后予以甘肃中医药大学附属医院院内制剂复方黄柏洗剂熏洗坐浴，涂抹肤痔清软膏、复方多黏菌素B软膏，后肛泰栓纳肛，7天后橡皮筋已脱落，予以扩肛治疗。术后1个月，创面组织生长良好，伤口基本愈合。2个月后复查无异常。

按：肛周脓肿切开引流术，常作为治疗肛周脓肿的第一步，能够快速减轻疼痛，是一种常见的治疗肛周脓肿的手术方式。内痔套扎术是一种新型微创治疗技术。它的原理是借助内镜、胃镜或者结肠镜前端安置套扎器，将一个小型的胶圈套入痔的根部，利用胶圈的持续性的弹性收缩阻断内痔的血运，使内痔缺血性坏死，痔核会逐渐脱落，脱落后残留的创面可以慢慢自行愈合。

医案精解2

患者徐某，男，45岁，2024年4月22日到医院就诊。

主诉：肛门肿痛1周。

病史：患者1周前无明显诱因出现肛门肿痛、下坠不适，未予以重视，肿块日渐肿大，灼热、色红、皮温高、触痛明显，患者食欲差，睡眠差，精神尚可，无腹痛、腹泻及黏液脓血便，为明确诊断，遂来我院就诊。

专科检查：视诊，外观肛门后侧距肛缘3 cm处有一4.0 cm×3.0 cm大小的肿块，色红；指诊：肛门括约肌功能尚可，肿物压痛明显，6点位肛窦凹陷有压痛，3、7、11点位黏膜隆起，指套无染血，其余无异常；肛门镜，6点位肛窦凹陷，3、7、11点位黏膜隆起、糜烂、充血。

中医诊断：肛痈——湿热下注。

西医诊断：直肠周围脓肿；肛瘘；内痔。

治疗方法：直肠周围脓肿切开引流术+肛瘘根治术+内痔套扎术。

麻醉生效后，患者右侧卧位于手术床上，消毒、铺巾、扩肛。术中用高频电刀切开肿物，引出黄色脓液50 mL；引流通畅后，用探针从此外口入沿脓腔穿出内口，沿探针剖开脓腔至内口，用刮匙刮除内口及管壁组织，破除感染的内口，在套扎器专用肛门镜下消毒，用套扎器分别套扎3、7、11点位齿线上3 cm处，修剪创缘，查无波动性出血，以玉红油纱条填塞肛内，纱布块塔形包扎，"丁"字带固定，手术顺利，安全返回病房。

术后处理：予以流质饮食；氯化钠注射液（直立软袋）100 mL+酮咯酸氨丁三醇注射液30 mg静脉滴注，每日1次以止痛；氯化钠注射液（直立软袋）250 mL+注射用头孢唑林钠2 g静脉滴注，每日2次以抗感染；复方氯化钠注射液（直立软袋）500 mL静脉滴注，每日1次补液；盐酸丁卡因凝胶3 g外用。术后换药：洛芬待因缓释片2片，口服，止痛；柑橘黄酮片500 mg口服，每日2次促进肛周淋巴回流消肿。

结合患者症状及体征，选择适合的中药以清热利湿、消肿止痛。

具体用药如下：白茅根配方颗粒15 g、陈皮配方颗粒6 g、赤芍配方颗粒9 g、当归配方颗粒9 g、甘草配方颗粒6 g、黄芪配方颗粒12 g、金银花配方颗粒18 g、连翘配方颗粒12 g、蒲公英配方颗粒12 g、野菊花配方颗粒9 g、薏苡仁配方颗粒20 g、玉米须配方颗粒12 g。

开水冲服，每日一剂，早晚分服。

术后清洁肛门后，使用复方黄柏液涂剂50 mL进行熏洗治疗。再将盐酸利多卡因3 g外用于创面止痛，减轻换药时的疼痛。后将辨证调配药物肤痔清软膏5 g涂擦于肛周患处以消肿止痛、止血止痒。复方多黏菌素B软膏2 g外用消炎止痛。

术后中药涂擦配合给予中药消痔栓（肛泰栓）入肛以清热解毒、凉血止血。在此前蒸浴、中药涂擦后，给予红光治疗，仅对准肛周创面照射20分钟，以抗炎、消肿止痛，促进伤口愈合。

中药热罨包治疗：热敷于辨证穴位（气海、中极、关元、神阙）以温通经络、祛湿散寒，防止术后腹胀及尿潴留。

10天后结扎线脱落，予以扩肛治疗。术后1个月，创面组织生长良好，伤口基本愈合。3个月后复查无异常。

按：张小元主任强调，脓肿溃疡后的外治法同样应该遵循辨证论治的原则，总的治则为促进脓毒外泄，根据伤口修复的进展施以脱腐生肌、祛毒生肌、润肤生肌的药物。具体可使用中药液兑水熏蒸及外涂药物两种方法进行治疗。

外涂药物分为伤口周围皮肤用药及伤口用药，伤口周围皮肤外涂肤痔清软膏，能起到保护肛门伤口周围的皮肤，避免发生刺激性皮炎、湿疹等并发症的作用。

熏蒸时，复方黄柏液涂剂，每次加入温水 1500～2000 mL，进行肛门局部伤口的熏洗和坐浴，每次熏洗坐浴为 10～20 分钟，熏洗坐浴后用毛巾将伤口周围液体擦干，准备换药。肿胀溃疡期一般多为邪毒未尽，金刀创伤而致气滞血瘀等，中药外洗坐浴能够保持局部的清洁，同时能够继续清除未排尽的邪毒。温水坐浴还能促进局部血液循环，能够降低痛觉神经的兴奋性，可以减轻和缓解肛门直肠周围脓肿术后创面的疼痛，坐浴还能促进伤口组织的修复。

医案精解 3

医家介绍：李淑霞，女，主任医师，硕士研究生导师，甘肃中医药大学附属医院肛肠科主任，从事肛肠病临床、教学、科研工作 25 年余，主要从事肛肠病外用药临床应用与研究。甘肃省第四批中医药传统医学继承人，师承甘肃省肛肠知名专家尹伯约教授。擅长采用中西医结合治疗肛肠疾病，效果显著。

患者冉某，男，53 岁，2024 年 3 月 29 日到医院就诊。

主诉：肛门异物突出伴疼痛 4 月余。

病史：患者 4 个月前无明显诱因出现肛门右侧异物突出伴疼痛不适，下坠感明显，给予复方多黏菌素 B 软膏涂抹后，偶有右侧肛门皮肤瘙痒，遂就诊于我院门诊。门诊以"肛门直肠脓肿"收住入院。入院症见：肛旁右侧皮肤有一肿块，范围约为 5 cm×1 cm，色红，皮温稍高，触痛明显，大小便正常，纳食可，寐差，无腹痛、腹泻及黏液脓血便。

专科检查：视诊，肛门右侧距肛缘 2 cm 处有一 5 cm×1 cm 大小肿块，色红；指诊，肛门括约肌功能尚可，肿块触痛明显，6 点位肛窦凹陷有压痛，3、7、11 点位黏膜隆起，指套无染血，其余无异常；肛门镜，因疼痛未查。

中医诊断：肛痈——火毒热盛证。

西医诊断：肛门直肠脓肿；内痔。

治疗方法：口服中药汤剂+手术治疗（脓肿切开引流术+肛瘘根治术+内痔套扎术）。

中医治疗原则：清热解毒（配方颗粒）。

具体方药如下：麸炒白术 15 g、陈皮 6 g、当归 9 g、地黄 15 g、地榆炭 15 g、茯苓 20 g、甘草 9 g、槐花 15 g、黄芪 12 g、金银花 4 g、麦冬 15 g、木香 6 g、焦山楂 12 g、太子参 15 g、玄参 15 g。

5 剂，开水冲服，每日 1 剂，早晚分服。

手术治疗：患者左侧卧位于手术床上，消毒、铺巾，扩肛。术前检查：视诊，外观肛门右侧距肛缘 2 cm 处有一 5 cm×1 cm 大小肿块，色红；指诊，肛门括约肌功能尚可，肿块触痛明显，6 点位肛窦凹陷有压痛，3、7、11 点位黏膜隆起，指套无染血，其余无异常；肛镜，3、7、11 点位黏膜隆起、糜烂、充血，6 点位肛窦凹陷。诊断：直肠周围脓肿、肛瘘、内痔。术中用高频电刀切开肿物，引出黄色脓液 20 mL，引流通畅后，亚甲蓝造影显影，用高频电刀顺亚甲蓝染色管道切开 9 点位皮肤及皮下组织，将探针从 9 点位探入，由 6 点位内口轻轻探出；用高频电刀在 6 点位距肛门 2 cm 处行人工外口，用 10 号丝线 10 根依次在人工外口与 9 点位外口之间行隧道式拖线；继续用手术钳从人工外口入，从内口出，行橡皮筋挂线，用刮匙破坏内口及管壁组织，在套扎器专用肛门镜下消毒，用套扎器分别套扎 3、7 点位齿线上 3 cm 处。查无波动性出血，以玉红油纱条填塞肛内，纱布块塔形包扎，"丁"字带固定。手术顺利，安全返回病房。

术后嘱患者 24 h 内禁止排便，禁食辛辣刺激之品，清淡饮食，注意休息。

患者于 2024 年 4 月 29 日术后首次复诊，自诉肛门疼痛不适症状缓解。

专科检查：术后创面愈合良好。

治法：中药熏洗+药物巩固疗效。

治则：清热利湿，消肿止痛。

具体方药如下：白芷配方颗粒 6 g、甘草配方颗粒 6 g、蛇床子配方颗粒 12 g、苍术配方颗粒 10 g、黄柏配方颗粒 10 g、五倍子配方颗粒 12 g、当归配方颗粒 9 g、荆芥配方颗粒 10 g、防风配方颗粒 10 g、苦参配方颗粒 12 g。

10 剂，熏洗，每日 1 剂。

按：切开引流术是治疗肛周脓肿的首选方法，但在临床实践中，为解决术后复发和肛瘘形成的问题，通常选择根治性手术，即肛瘘根治术治疗肛周脓肿，以降低术后复发的风险。

医案精解4

患者韩某，男，31岁，2023年6月24日到医院就诊。

主诉：肛旁肿痛1周。

病史：患者1周前因饮酒后排便致肛旁出现一肿块，疼痛剧烈，呈烧灼样跳痛，未予以任何治疗，肛旁肿块逐渐增大，疼痛症状逐渐加重，肿块红、肿、热、痛明显，肛周坠胀，疼痛难忍，为明确诊断，遂来我院就诊。

专科检查：视诊，肛门左侧3点位距肛缘3 cm处有一2 cm×3 cm大小肿块，色红，皮温高；指诊，肿物压痛，肛门括约肌功能尚可，6点位肛窦有凹陷，压痛（+）；肛镜，3、7、11点位黏膜隆起，6点位肛窦凹陷。

中医诊断：肛痈病——火毒蕴结。

西医诊断：肛周脓肿。

治疗方法：高位肛周脓肿切开引流术、挂线根治术。

麻醉生效后，患者右侧卧位于手术床上，消毒、铺巾，扩肛。术中用高频电刀切开3点位皮肤及皮下组织，引出黄色脓液100 mL，将探针从3点位探入、6点位内口探出；用高频电刀在6点位距肛门2 cm处行人工外口，用10号丝线10根依次在人工外口与3点位外口之间行隧道式拖线；继续用手术钳从人工外口入，从内口出，行橡皮筋挂线，用刮匙破坏内口及管壁组织。查无波动性出血，用玉红油纱条填塞肛内，纱布块塔形包扎，"丁"字带固定。手术顺利，安全返回病房。

术后处理：24 h后拆除肛周包扎的纱布，便后予以甘肃中医药大学附属医院院内制剂参柏洗剂熏洗坐浴、大黄消痔栓、古墨膏纳肛、引流条换药治疗，1周后橡皮筋脱落，同时予以拆除拖线，继续外用藻酸盐敷料促进伤口愈合。术后1个月，创面组织生长良好，伤口基本愈合。3个月后复查无异常。

按：肛周脓肿切开放脓是唯一有效的治疗方法，至于选择一期根治，还是二期手术，则应根据病情和条件斟酌。一般来说，低位脓肿可一次性切开根治，高位脓肿需要二期手术。我科甘肃省名中医张小元主任在治疗肛周脓肿手术方面经验颇丰，对于高位肛周脓肿目前多采用切开引流的同时，通过中医传统的挂线的手术方式，一次性行根治手术，避免了患者二次手术的痛苦，临床观察复发率极低。

第四章　肛瘘

　　肛瘘，是发生在肛门直肠周围的脓肿溃破或切口引流的后遗病变。肛瘘是肛周脓肿的后期，是一个疾病的两个阶段。肛瘘可发生于任何年龄，20～40岁年龄段相对高发，男性发病率高于女性。肛瘘分为低位单纯性肛瘘、低位复杂性肛瘘、高位单纯性肛瘘和高位复杂性肛瘘。典型的肛瘘就是一根通畅的完整的管道，一头在肛窦，一头在肛缘外，或在直肠壁。非典型的肛瘘一般只有内口而没有外口；或既有内口又有外口，但中间瘘管闭塞；或只有外口，内口找不到；或干脆就只有一硬结。肛瘘的主要表现为肛周有脓性分泌物外溢，肛门周围瘙痒、疼痛、排便困难、乏力、发热等。春秋战国时期，我国医学家就提出了"痔""瘘"的病名，后为世界医学所采用，沿用至今。《淮南子》中有"鸡头已瘘"的描述，提出肛瘘。明代《古今医统》中对肛瘘挂线疗法第一次做了精辟准确的阐述："药线日下，肠肌随生，辟处即补，水逐线流。" 中医认为，肛瘘的发生与湿热下注、气血瘀滞、脏腑功能失调等因素有关。湿热下注多因饮食不节、过食辛辣、肥甘厚味，导致湿热内生，下注肛门而成。气血瘀滞则由于久坐少动、气滞血瘀，或产后、久病体虚，气血运行不畅所致。脏腑功能失调则涉及脾、胃、大肠等多个脏腑，其功能失调均可影响肛门局部的气血运行，从而引发肛瘘。中医根据病因病机和临床特点进行辨证论治，可分为如下几种证型。

　　1.湿热下注证

　　肛周经常流脓液，脓质稠厚，肛门胀痛，局部灼热；肛周有溃口，按之有索状物通向肛内。治以清热利湿（去除体内的热邪和湿邪），可选择二妙丸合萆薢渗湿汤加减。

　　2.正虚邪恋证

　　肛周流脓液，质地稀薄，肛门隐隐作痛，外口皮色暗淡，漏口时溃时愈；肛周有溃口，按之质较硬，或有脓液从溃口流出，且多有索状物通向肛内；伴神疲乏力（精神疲惫、身体乏力）。治以托里透毒，可选择托里消毒散加减。

3. 阴液亏损证

肛周溃口，外口凹陷，漏管潜行，局部常无硬索状物可扪及，脓出稀薄；可伴有潮热（一阵一阵地发热）、盗汗（入睡后出汗异常，醒来后出汗停止）、心烦口干。治以养阴清热（滋养阴液、清除热邪），可选择青蒿鳖甲汤加减。

医案精解 1

患者杨某，男，32岁，2024年1月2日到医院就诊。

主诉：间断肛周胀痛不适4年，加重1周。

病史：患者自述4年前无明显诱因出现肛周胀痛不适，肛门左后侧出现一约0.5 cm×0.5cm大小肿块，色红、皮温高、触痛明显，当时未予以重视，未行系统诊疗。此后因饮食不慎出现间歇性溃破流脓，近1周上述症状明显加重，现患者为求进一步诊疗，遂来我院就诊。

专科检查：视诊，外观肛门5点位距肛门2 cm处可见一约0.5 cm×0.5 cm溃口，色粉红，伴有脓性分泌物溢出；指诊，自溃口有一硬条索状物通向肛门右侧，肛门括约肌功能尚可，5点位肛窦凹陷压痛（+），指套无染血，其余无异常；肛镜，5点位肛窦有凹陷。

中医诊断：肛瘘——湿热下注证。

西医诊断：肛瘘。

治疗方法：高位肛瘘切除术+中医窦道搔抓。

麻醉生效后，患者右侧卧位于手术床上，消毒、铺巾，扩肛。术中用高频电刀切割扩大外口，用探针从此扩大的外口入沿瘘管探查，至内口处穿出，沿探针剖开瘘管皮肤层、肌层至内口；用高频电刀切除内口感染的肛窦，用刮匙破坏内口及管壁组织；手法扩肛，修剪创缘，查无波动性出血，用玉红油纱条填塞肛内，纱布块塔形包扎，"丁"字带固定。术中麻醉满意，出血少。手术顺利，安全返回病房。

术后处理：术后给予流质饮食，留置导尿；对症给予头孢克肟颗粒0.1 g，口服，每日1次预防术后感染；云南白药胶囊2粒，口服，每日1次以预防出血、消肿止痛；柑橘黄酮片500 mg，口服，每日1次以预防术后水肿。术后第一天将辨证调配药物（复方黄柏液涂剂 50 mL）置入盆中，患者清洁肛周后，盆中坐浴 15 分钟，以清热利湿、祛风收敛。患者清洁肛门患处，坐浴后，先将盐酸丁卡因凝胶 3 g 外用于创面止痛，减轻患者换药时的疼痛；后将辨证调配药物（肤痔清软膏 5 g）涂擦于肛周患处，轻揉，以消肿止痛、止血止痒。术后配合给予肛泰栓入肛以清热解毒、凉血止血。术后 15 天复诊，肛门指检、肛门镜检查显示：无异常出血、红肿、渗出，恢复情况可。术后 1 个月，创面组织生长良好，伤口基本愈合。3 个月后复查无异常。

按：肛瘘切除术是治疗肛瘘经典的手术方式，一直沿用至今。中医窦道搔抓是用刮匙伸进窦道内，沿着管壁自深而浅变换方向进行搔爬，达到刮除水肿内芽及腐肉的目的，两者结合有利于保持窦道清洁，加快痊愈进程。

医案精解 2

患者王某，男，28 岁，2023 年 9 月 11 日到医院就诊。

主诉：间断性肛旁溃口反复流脓半年，加重伴疼痛 3 天。

病史：患者半年前因饮食辛辣刺激之品出现肛旁肿物凸起伴疼痛，自行溃破后疼痛减轻，自行口服消炎药（具体不详），症状时轻时重，肛旁溃口反复流脓血性分泌物，于 3 天前因饮酒后上述症状加重，伴肛旁肿痛不适，自行外用痔疮类药物（具体不详）治疗，症状无明显改善，现为求中西医治疗，遂前来我院就诊。

专科检查：视诊，外观可见截石位 7 点位距离肛门 3 cm 处有一溃口，色粉红，表面有少量脓性分泌物附着；指诊，在皮下可以触及一条索状物通向肛内，肛内 6 点位肛窦处粗糙、触痛明显，按压时有脓液由外口流出，肛门括约肌功能正常，退指指套无染血。

中医诊断：肛漏——湿热下注证。

西医诊断：低位肛瘘。

治疗方法：肛门瘘管切除术。

麻醉生效后，患者右侧卧位于手术床上，常规消毒、铺巾，消毒肛管并扩肛至 3 指，肛瘘探针沿肛瘘外口探入，于齿线上方约 6 点位处找到内口并穿出，沿探针切除瘘管至肛门外括约肌，见脓性分泌物流出，剔除瘘管管壁，电凝创面止血，查无活动性出血，清点器械，置凡士林纱布于术区压迫止血，敷料包扎，术毕。术中顺利，麻醉满意，安全返回病房。

术后处理：24 h后拆除肛周包扎的纱布，便后予以甘肃中医药大学附属医院院内制剂参柏洗剂熏洗坐浴，大黄消痔栓、古墨膏纳肛、引流条换药治疗，必要时予以扩肛治疗。术后1个月，创面组织生长良好，伤口基本愈合。3个月后复查无异常。

按：肛瘘是临床常见的肛肠科疾病，可发生于任何年龄阶段，临床表现为肛管与肛周皮肤形成孔道，多由肛周脓肿的溃破形成，肛瘘患者手术位置特殊，术后切口容易发生感染，创口的恢复情况在极大程度上决定了手术的疗效。而常规西药抗感染药物副作用较多，且易产生耐药性，不适宜长期使用，因此，目前临床已逐渐推广运用中西医结合方式进行患者的术后管理，取得较好疗效。中医认为肛瘘病机多为"热毒"入体，外邪侵入人体可耗损气血，湿热逐渐积聚至肛门，机体表现为患处红肿溃破。因此，在手术治疗的基础上，术后予以中药大黄消痔栓、古墨膏纳肛以清热利湿、消肿止痛。

医案精解3

患者关某，女，34岁，2024年4月27日到医院就诊。

主诉：肛门间歇性流脓半年余，加重1周。

病史：患者自述半年前因进食辛辣刺激食物致肛门后侧出现一约0.5 cm×0.5 cm大小肿块，色红、皮温高、触痛明显，自以为是"疖子"，未予以重视，日渐肿大，疼痛加剧，后溃破流脓而痛减，此后间歇性流脓，近一周加重，自觉有一硬条索状物通向肛门，为明确诊断遂来我院就诊。门诊以"肛瘘"收住。入院症见：肛门后侧有一溃口，色粉红，伴有脓性分泌物，脓质稠厚，色白，局部红肿，并有一硬条索状物通向肛门，大小便如常，纳食可，寐安，精神可，无腹痛、腹泻及黏液脓血便等症状。

专科检查：视诊，肛门后侧距肛缘1.0 cm处有一约0.5 cm×0.5 cm大小溃口，色粉红，伴有脓性分泌物溢出，1点位有异物突出，延及齿线以上；指诊，自溃口有一硬条索状物通向肛门，括约肌功能尚可。6点位肛窦凹陷，压痛（+），指套无染血，其余无异常；肛镜，1、7、11点位黏膜隆起，6点位肛窦有凹陷。

中医诊断：肛漏——湿热下注。

西医诊断：肛瘘。

治疗方法：肛瘘切除术+混合痔外剥内扎术+内痔套扎+中医窦道（切开）搔爬。

麻醉生效后，患者右侧卧位于手术床上，消毒、铺巾、扩肛。用高频电刀切割扩大外口，用探针从此扩大的外口入沿瘘管探查，至内口处穿出。沿探针剖开瘘管皮肤层、肌层至内口，用高频电刀切除内口感染的肛窦，用刮匙破坏内口及管壁组织。术中用高频电刀在1点位行"Y"形切口，剥离痔核，用10号丝线内扎痔核，切除结扎线下1/2痔核，手法扩肛，检查括约肌功能。在专用肛门镜下，用00108094一次性使用非定量弹力线肛肠套扎吻合器1、7、11点位齿线上3 cm黏膜。查无波动性出血，用玉红油纱条填塞肛内，纱布块塔形包扎，"丁"字带固定。手术顺利，安全返回病房。

术后处理：术后给予预防感染、消肿、止血、止痛等对症处理，具体用药如下：葡萄糖注射液250 mL+注射用磷霉素钠4 g，静脉滴注，每日2次，以抗感染；氯化钠注射液100 mL+酮咯酸氨丁三醇注射液30 mg，静脉滴注，每日2次，以止痛；氯化钠注射液100 mL+注射用尖吻蝮蛇血凝酶2单位，静脉滴注，每日1次，以止血；柑橘黄酮片500 mg，口服，每日2次，以消肿。术后先将盐酸丁卡因凝胶3 g外用于创面止痛，减轻患者换药时的疼痛；将中药普济痔疮栓纳入肛以清热解毒、凉血止血；再将辨证调配药物（复方多黏菌素B软膏、肤痔清软膏各3 g）涂擦于肛周患处，轻揉，以消肿止痛、止血止痒。术后蒸浴、中药涂擦后，患者侧卧于病床上，予红光治疗仪对准肛周创面照射20分钟，光源距离照射部位10～15 cm，以促进伤口愈合。中药热罨包治疗，将配伍好的中药放入布袋中，放入蒸锅蒸20分钟后热敷于辨证穴位（气海、中极、关元、神阙）以温通经络、祛湿散寒，预防术后腹胀及尿潴留。术后定期复查，不适随诊。

按：肛瘘切除术，1370年，英国医生Ardeme具体描述了沿一个导向探针，将瘘管完全切除后，创面开放或1期缝合。该术式切口愈合较快，对肛门的功能影响较小，患者痛苦小、住院时间短，但易损伤肛门括约肌，引起肛门失禁。

早在公元前，希腊圣医希波克拉底就描述过肛瘘切开术。肛瘘切开术是在明确从内口到外口的整个瘘管走行的情况下直接切开瘘管及其支管的手术方式，多与挂线术连用，此术式是肛瘘最基本的手术，较常用。其主要适用于低位肛瘘或作为高位肛瘘瘘管位于肛管直肠环以下部分的辅助方法。该术式最重要的特点是恢复较挂线术快，其缺点是在快速切断括约肌时存在损伤肛门功能的可能。

医案精解 4

患者沈某，男，31 岁，2024 年 5 月 21 日到医院就诊。

主诉：肛门间歇性流脓 1 年余，加重 1 周。

病史：患者自述 1 年前因进食辛辣刺激食物致肛门左前侧出现一约 0.5 cm×0.5 cm 大小肿块，色红、皮温高、触痛明显，自以为是"疖子"，未予以重视，日渐肿大，疼痛加剧，后溃破流脓而痛减；此后间歇性流脓，近一周加重，自觉有一硬条索状物通向肛门，为明确诊断，遂来我院就诊。门诊以"肛瘘"收住。入院症见：肛门左前侧有一溃口，色粉红，伴有脓性分泌物，脓质稠厚，色白，局部红肿，并有一硬条索状物通向肛门，大小便如常，纳食可，寐安，精神可，无腹痛、腹泻及黏液脓血便等症状。

专科检查：视诊，肛门左前侧距肛缘 1.0 cm 处有一个 0.5 cm×0.5 cm 大小溃口，色粉红，伴有脓性分泌物溢出；指诊，自溃口有一硬条索状物通向肛门，括约肌功能尚可，1 点位肛窦凹陷，压痛（+），指套无染血，其余无异常；肛镜，1 点位肛窦有凹陷。

中医诊断：肛漏——湿热下注。

西医诊断：肛瘘。

治疗方法：肛瘘切除术、混合痔外剥内扎术、内痔硬化剂注射、内痔套扎术。

麻醉生效后，患者左侧卧位于手术床上，消毒、铺巾，扩肛，用高频电刀切割扩大外口，用探针从此扩大的外口入沿瘘管探查，至内口处穿出，沿探针剖开瘘管皮肤层、肌层至内口，用高频电刀切除内口感染的肛窦，用刮匙破坏内口及管壁组织。术中用高频电刀在 11 点位行"V"形切口，剥离痔核，用 10 号丝线内扎痔核，同法结扎 3、7 点位痔核，分别切除结扎线下 1/2 核，手法扩肛，检查括约肌功能正常，在专用肛门镜下用（自）00108094 一次性使用非定量弹力线肛肠套扎吻合器分别套扎

3、7、11点位齿线上3 cm黏膜。消痔灵注射液注射结扎线上内痔痔核。查无波动性出血，用玉红油纱条填塞肛内，纱布块塔形包扎，"丁"字带固定。手术顺利，安全返回病房。

术后处理：术后给予预防感染、消肿、止血、止痛等对症处理，具体用药如下：葡萄糖注射液250 mL+注射用磷霉素钠4 g，静脉滴注，每日2次，以抗感染；氯化钠注射液100 mL+酮咯酸氨丁三醇注射液30 mg，静脉滴注，每日2次，以止痛；氯化钠注射液100 mL+注射用尖吻蝮蛇血凝酶2单位，静脉滴注，每日1次，以止血。术后先将盐酸丁卡因凝胶3 g外用于创面止痛，减轻患者换药时的疼痛；将中药普济疮栓入肛以清热解毒、凉血止血；再将辨证调配药物（复方多黏菌素B软膏、肤痔清软膏各3 g）涂擦于肛周患处，轻揉，以消肿止痛、止血止痒。术后蒸浴、中药涂擦后，患者侧卧于病床上，用红光治疗仪对准肛周创面照射20分钟，光源距离照射部位10～15 cm以促进伤口愈合。

按：肛瘘切开术是肛瘘手术中常用的术式之一，适用于低位肛瘘或作为高位肛瘘位于肛管直肠环以下部分的辅助治疗方法。用探针从肛瘘外口轻轻地经瘘管探入内口后，沿瘘管走行将瘘管管道全部切开，搜刮瘘管管壁肉芽及坏死组织，修剪创缘皮肤以使引流通畅。该术式是依靠肉芽填充愈合治疗肛瘘的经典术式。混合痔外剥内扎术是治疗混合痔经典的手术方式，一直沿用至今。内痔注射疗法最早起源于英国，经过了多年的临床实践，目前常用的硬化剂品种较多。消痔灵注射液因其价格便宜，临床较为常用。外剥内扎术后配合内痔硬化剂注射术，就是在结扎的内痔基底部少量注射硬化剂，以提高疗效和减少术后出血。内痔套扎术联合外痔切除术是临床新兴起的一种微创术式，具有操作简便、创伤小等优势，且可保证肛管黏膜和肛垫的完整性，有利于促进患者术后恢复。

医案精解5

患者马某，男，39岁，2023年5月15日到医院就诊。

主诉：肛旁间断性流分泌物伴潮湿1年余。

病史：患者1年前因肛周脓肿，在当地医院行脓肿切开引流术，术后肛旁逐渐形成一溃口，色粉红，自溃口间断性流分泌物，肛周坠胀、潮湿、疼痛，自行予以口服消炎药物及外用药物（具体用药及用量不详）治疗，症状缓解不明显，以上症状反复发作。为明确诊断，遂来我院就诊。

专科检查：视诊，肛门右侧9点位距肛缘3 cm处、6点位距肛缘2 cm处可见一约1 cm×1 cm大小溃口，色粉红，伴有脓性分泌物溢出；指诊，自9点位溃口有一硬条索状物通向肛门后侧6点位，肛门括约肌功能尚可，6点位肛窦有凹陷，压痛（+），指套无染血，其余无异常；肛镜，3、7、11点位黏膜隆起，6点位肛窦有凹陷。

中医诊断：肛漏——湿热下注。

西医诊断：高位复杂性肛瘘。

治疗方法：高位复杂性肛瘘挂线根治术。

麻醉生效后，患者右侧卧位于手术床上，消毒、铺巾，扩肛。亚甲蓝造影显影，将探针从9点位溃口探入，由6点位溃口探出，用10号丝线10根依次在6点位外口与9点位外口之间行隧道式脱线；继用探针从6点位外口探入，从6点位感染的肛窦内口探出，切开6点位皮肤及皮下组织，行橡皮筋挂线，用刮匙破坏内口及管壁组织。查无波动性出血，用玉红油纱条填塞肛内，纱布块塔形包扎，"丁"字带固定。手术顺利，安全返回病房。

术后处理：24 h后拆除肛周包扎的纱布，便后予以甘肃中医药大学附属医院院内制剂参柏洗剂熏洗坐浴，大黄消痔栓、古墨膏纳肛、引流条换药治疗，10天后挂线橡皮筋脱落，同时予以拆除脱线，伤口渗液、分泌物较前明显减少，同时配合藻酸盐功能敷料引流，促进伤口愈合。术后1个月，创面肉芽组织生长良好，伤口基本愈合。3个月后复查无异常。

按：肛瘘挂线疗法最早见于明代，一直沿用至今，是目前治疗高位肛瘘的经典术式。通过挂线，对肛门括约肌功能影响较小，不会引起肛门失禁，较好地解决了高位肛瘘手术中切断肛门括约肌造成的肛门失禁问题，显著减少了肛管及其周围组织的缺损，瘢痕小，不会造成严重的肛门畸形，引流通畅，复发率低。

医案精解6

患者王某，男，36岁，2022年4月21日到医院初诊。

主诉：因肛旁反复流脓水1年余，伴肛旁肿痛3天就诊。

病史：患者1年前进食辛辣油腻食物后出现肛旁肿痛不适，并在肛缘外发现有肿物隆起，当时未予以重视，肿物自行溃破流出脓水后又自行愈合，以后饮食辛辣时上述症状反复发作。3天前，患者饮白酒后肛旁出现肿痛，今日溃破流脓水，遂至我科就诊。

专科检查：视诊，肛门居中，膀胱截石位分别于1点位距肛缘5 cm处、5点位距肛缘3 cm处可见两处溃口，可见少许脓性分泌物流出。触诊，从肛旁溃口处可触及通向肛内的硬条索物，有触痛。肛门指检，截石位1点位齿线部位附近可触摸到中心凹陷的小硬结，压痛（+），未触及肛门肿块及狭窄。肛门镜检查显示：1点位齿线处充血红肿，未见异常分泌物。既往体健，否认其他病史。刻下症见：肛旁肿痛流脓，脓液质地稠厚，局部灼热瘙痒，肛周有两处溃口，按之有条索状物通向肛内，口气重，纳食可，睡眠欠佳，二便调，舌红，苔黄厚腻，脉滑数。

中医诊断：肛漏——湿热下注证。

西医诊断：复杂性肛瘘。

建议手术治疗切除瘘管，因患者近几日家中有事无法及时接受手术治疗，暂予以中药内服及中医特色外用药治疗，决定择日行手术治疗。治则：清热利湿，方药予以四妙丸合草薢渗湿汤加减，药用黄柏9 g、苍术12 g、薏苡仁15 g、草薢12 g、茯苓12 g、牡丹皮9 g、泽泻6 g、通草9 g、炙甘草6 g，5剂，水煎服，每日1剂，早晚分服。外用药：参柏洗剂（甘药制备字220190219000，规格为250 mL）125 mL加入等量开水熏洗10分钟，然后以大黄消痔栓（甘药制备字Z20190375000，规格为每粒重1.5 g）1枚涂抹古墨膏纳肛，早晚各一次，并嘱患者清淡饮食，忌辛辣烟酒及发物。2022年4月25日复诊，患者肛周肿痛流脓及口气重症状较前明显好转，纳食可，睡眠可，二便调，舌红，苔黄腻，脉滑。办理住院完善术前检查，行手术治疗。患者取侧卧位，腰俞穴麻醉，李淑霞主任主刀行低位瘘管切除，主、支管对口引流，高位瘘管通过橡皮筋挂线，以达到保护肛门功能的目的。术后每日常规换药1次，换药前用温水将患处清洗干净，将参柏洗剂80 mL加入肛肠熏洗治疗仪（KR-XZ-2008A）内熏洗坐浴15分钟。熏洗完毕后，擦干患处，局部碘伏消毒后以大黄消痔栓1枚涂抹古墨膏纳肛，再用无菌纱布将古墨膏（约3 g）均匀覆于创面上并用胶布固定，出院后定期到门诊换药。

门诊换药期间，患者创面脓腐基本干净时予以生肌玉红膏外敷，促进创面愈合；后期患者出现神疲乏力、自汗等症状，考虑是病久伤正，在外用药基础上予以口服补中益气汤加减，以益气扶正、促愈生新。

　　2022年5月26日复诊，患者自诉无任何不适症状。查体：视诊发现肛门居中，肛门可见手术平坦的瘢痕，无分泌物及压痛，无肛门松弛及肛门失禁。患者病情痊愈，遂停药。该患者经保守治疗1周后行手术治疗，术中将低位瘘管切除，主、支管对口引流，高位瘘管通过橡皮筋挂线，术后前期治疗以清热、消肿、止痛为主；中期予以生肌玉红膏外敷，促进创面愈合；后期患者出现虚证表现，在外用药基础上予以补中益气汤加减，以益气扶正、促愈生新。在该患者的治疗过程中，医生根据患者病情变化，将中医外科治疗的"消""托""补"三大治法灵活应用于疾病的不同阶段，取得了良好的临床效果。

第五章 直肠黏膜脱垂

直肠脱垂是指直肠黏膜、直肠全层、肛管甚至部分乙状结肠向下移位，脱出肛门处的一种疾病。本病可以发生于各年龄段，但以幼儿、经产妇及年长体弱者多见。本病归属于中医的"脱肛"范畴，中医学认为本病为气虚下陷，关门失守，饮食失当，湿热下坠所致。早在《诸病源候论·痢疾诸候》中就有记载："脱肛者，肛门脱出也，多因久痢后大肠虚冷所为。肛门为大肠之候，大肠虚而伤于寒，其气下冲，则肛门脱出，因谓脱肛也。"中医根据病因病机和临床特点进行辨证论治，可分为如下几种证型。

1.脾虚气陷证

便时肛门有肿物脱出，轻重程度不一，色淡红；伴有肛门坠胀，大便带血，神疲乏力，食欲不振，甚则头昏耳鸣，腰膝酸软；舌淡，苔薄白，脉弱。治以补气升提，收敛固摄，常用补中益气汤加减。

2.湿热下注证

肛门有肿物脱出，色紫暗或深红，甚则表面溃破、糜烂，肛门坠痛，肛内有灼热感；舌红，苔黄腻，脉弦数。治以清热利湿，常用萆薢渗湿汤或葛根芩连汤加减。

医案精解

患者刘某，男，70岁，2024年5月7日到医院就诊。

主诉：肛门重坠不适10个月，加重1个月。

病史：患者自述1年前因饮食辛辣而使大便干燥、排便不畅、肛周瘙痒，自用药物（具体药物及剂量不详）效果不明显，此后症状间断发生。1个月前自觉肛门有异物感，伴坠胀不适，便时肛门异物脱出，便后脱出物可自行回纳，肛门异物伴瘙痒，为明确诊断，遂来我院就诊。

专科检查：视诊发现，肛门无异常；指诊发现，肛门括约肌松弛，直肠前壁黏膜松弛有堆积感，指套无染血，其余无异常；肛镜检查发现，直肠前壁黏膜松弛，3、7、11点位黏膜隆起，无糜烂、充血。

中医诊断：脱肛——脾虚气陷证。

西医诊断：直肠黏膜脱垂。

治疗方法：经肛门直肠脱垂手术、肛周常见疾病手术治疗。

麻醉生效后，患者右侧卧位于手术床上，消毒、铺巾，扩肛。术中在套扎器专用肛门镜下消毒，用套扎器分别套扎3、7、11点位齿线上3 cm处，继用高频电刀在6点位距肛缘2.0 cm做一人工外口，弯钳从此口入，穿过部分肛门括约肌从同点齿线上0.5 cm处出，剪开此段皮肤、皮下组织及部分括约肌，容两指顺利通过后，查无波动性出血，用玉红油纱条填塞肛内，纱布块塔形包扎，"丁"字带固定。手术顺利，安全返回病房。

术后处理：24 h后拆除肛周包扎的纱布，便后予以普济痔疮栓、肤痔清软膏、复方多黏菌素B软膏治疗，10天后结扎线脱落。术后1个月，创面组织生长良好，伤口基本愈合。3个月后复查无异常。

按：外科手术是目前唯一可能治愈直肠脱垂的治疗方式。规范化的术前诊断评估、合理的手术方式选择是直肠脱垂外科手术获得良好效果的关键。随着国内外系列临床研究的开展，经腹手术（例如腹侧补片固定术）和经会阴（肛门）手术（例如Altemeier术）等治疗直肠脱垂的手术方式已经获得了广泛认可。

第六章 坏死性筋膜炎

坏死性筋膜炎最早由法国科学家Fournier报道，也被称为Fournier坏疽，是一类发病率较低，但发病急、病势较重且死亡率较高的感染性疾病。该病常发于会阴、外生殖器及肛门周围，病变部位通常出现红肿疼痛，进而出现软组织感染，皮肤、皮下组织，甚至深浅筋膜呈进行性坏死。历代中医典籍将本病归为"烂疔""疮疡""发"等范畴。中医对本病的发病机理常归纳为内虚卫表不固、外染邪毒入侵、饮食内伤致生热酿脓等。西医认为本病多由细菌感染引起，且患者免疫力低下是该病常见的诱因之一。中医学根据辨证论治，将本病分为气血两虚证、热毒炽盛证、正虚邪盛证等，治疗常以中西医结合为主，力求尽早、尽快地引流通畅。

医案精解

患者谈某，男，33岁，2024年5月6日到医院就诊。

主诉：间断肛周、会阴部肿痛10天。

病史：患者自诉10天前无明显诱因，肛门内后侧出现肿痛伴坠胀不适，肛周肿块反复增大、溃破，伴有白色浓稠分泌物溢出，肿块迅速蔓延至会阴部及阴囊部，遂就诊于当地医院，于5月1日、5月2日分别行"肛周脓肿切开引流术""会阴阴囊切开引流术"，术后给予输血浆、补充白蛋白、控制感染、止痛、补液、维持电解质平衡等全身支持治疗，肛周、会阴部渗出、肿胀较前好转，现右侧腹股沟区有压痛，不排除腹壁及盆腔感染的可能性，为求系统诊治，从下级医院转入我科行后续治疗。入院症见：患者神清，精神欠佳，肛门后侧、会阴及阴囊部肿胀伴皮肤隆起，右侧腹股沟区有明显压痛，近4日未解大便，小便正常，纳差、寐差，无腹泻及黏液脓血便等症状。

专科检查：视诊发现，肛门内后侧距肛缘 2 cm 处有一 5 cm×4 cm 大小肿块，肿胀处有橡皮筋挂线引流；双侧阴囊、会阴部肿胀伴多处橡皮筋挂线引流。指诊发现，肛门括约肌功能一般，肿块灼热、触痛明显，双侧阴囊、会阴部触痛明显，双侧腹股沟区均有压痛，右侧腹股沟区压痛较甚，指套染淡黄色稀薄脓液，其余无异常。肛门镜检查发现，6 点位肛窦凹陷。

中医诊断：肛痈——湿热下注证。

西医诊断：直肠周围脓肿；坏死性筋膜炎。

治疗方法：入院当天完善血常规、生化全项、凝血 4 项、传染病筛查、感染 2 项、尿常规等检验，结合肛旁、会阴部、双侧腹股沟区彩超探查以评估病情，结果于当天出来后，经评估无明显手术禁忌证，拟于第二日在腰麻下行手术治疗。术前给予抗感染、补液等对症支持治疗，术中行细菌及真菌培养以进一步评估病情，指导用药。

术后处理：根据细菌+真菌培养及药敏试验结果可知，给予相应 2 组抗生素联合治疗（左奥硝唑氯化钠注射液 0.5 g 静脉滴注，每日 2 次，盐酸莫西沙星氯化钠注射液 0.4 g 静脉滴注，每日 1 次）、高蛋白饮食、Ⅰ 级护理、予以甘肃中医药大学附属医院院内制剂参柏洗剂熏洗坐浴，每日两次，每次 20 分钟；大黄消痔栓配合古墨膏纳肛换药治疗；肛周肿胀处外敷鱼石脂软膏拔脓消肿。经中西医结合治疗 2 周后，其临床不适症状逐渐缓解，肛周肿胀处明显减轻，4 周后拆除部分挂线并出院。出院后遵医嘱 2 周复查一次，复查 3 次后引流线全部被拆除，病情痊愈。

按：坏死性筋膜炎目前主要以中西医结合治疗为主，该病起病急、病势凶险，一经发现便将及时手术清疮引流作为重点，术后辅以肛肠科中医特色制剂治疗，在促进创面愈合方面有较大的优势。同时，正确选择抗生素，纠正全身酸碱平衡，及时给予优质护理、积极的心理暗示和健康宣教往往会起到意想不到的效果。

第七章 急慢性肠炎

肠炎是消化系统的常见病，也是肛肠疾病中较为常见的疾病之一，中医将肠炎归纳为"腹痛""泄泻"等范畴。根据病程不同，通常分为急性肠炎（一般发病为3~7天）、慢性肠炎（一般发病在2个月以上）。

从发病角度来看：急性肠炎主要是由感染一些病原微生物或素体遭受强烈刺激引起，而慢性肠炎多由急性肠炎未能及时控制，或疾病迁延难愈发展而成。

从发病症状来看：急性肠炎多表现为恶心、呕吐、腹痛、腹泻等，起病较急。慢性肠炎多表现为腹泻、腹痛、便秘等，病程较长。

从治疗角度来看：急性肠炎要及时就诊，详问病史，审查病因，迅速停用引起肠炎的刺激性食物或药物，短期禁食，补充水电解质，给予抑酸护胃、抗感染、解痉止痛、止泻等对症综合治疗。慢性肠炎由急性肠炎演变而来，需要通过饮食调护、生活方式调整、中医药防治相结合的方法治疗。

医案精解

患者王某，男，45岁，2021年3月22日到医院就诊。

主诉：腹痛伴腹泻3个月，加重1周。

病史：患者自诉3个月前无明显诱因出现腹胀隐痛伴大便溏泄，大便日行十余次，便后腹胀、腹痛稍缓解；近期食欲不振，形体瘦弱，多次到医院就诊，行电子结肠镜、血常规、粪常规等检查，结果均未见明显异常；1个月前曾自行到当地药店购买调节肠道菌群药物并服用，服药后上述不适症状稍缓解，近1周上述不适症状反复加重。刻下症见：患者少气懒言，形体瘦弱，腹胀隐痛，舌质淡嫩，苔薄白，脉细缓，无黏液脓血便，近期体重未见明显变化。

专科检查：视诊发现，腹部皮肤正常，无肝掌及蜘蛛痣，未见胃肠型蠕动波及腹壁静脉曲张；触诊发现，腹肌软，墨菲征阴性，剑突下有压痛，无反跳痛，肝脾肋下未触及，全腹未触及包块；叩诊发现，腹部叩诊呈鼓音，腹部移动性浊音阴性；听诊发现，肠鸣音3～4次/分，未闻及气过水声及血管杂音。

中医诊断：泄泻病——脾胃虚弱证。

西医诊断：慢性肠炎。

治疗方法：根据患者病史、症状、体征、专科检查及辅助检查，明确诊断为慢性肠炎。根据其舌脉及中医辨证，给予中药汤剂参苓白术散加减治疗。

具体方药如下：党参12 g、白术9 g、白扁豆6 g、赤茯苓6 g、羌活9 g、独活9 g、陈皮6 g、桔梗6 g、干姜6 g、炙甘草3 g、山药9 g。

中药汤剂共5剂，水煎服，每日1剂，早晚分服。

服上方5剂后，患者不适症状明显缓解；守方继服8剂，患者已无明显腹痛、腹泻等症状。

按：慢性肠炎是肛肠科的常见病之一，对于病程长、病势缠绵的肠炎，在各项检查均未见肠道器质性病变后，应因势利导，在中医精准辨证下给予中药汤剂治疗，具有副作用少、能改善肠道内部环境、降低炎症引起的各种不良反应的优势。

第八章　溃疡性结肠炎

溃疡性结肠炎（ulcerative colitis，UC）是一种难治性的自身免疫性非特异性炎症性肠病，目前发病机制尚不明确，病变部位主要为直肠、左半结肠，可累及全结肠的黏膜层，主要症状为反复发作性腹痛、黏液脓血便、里急后重，有多种肠外表现及发热、贫血等全身性表现。本病在欧美等西方国家很常见，随着社会快速发展、生活方式及饮食结构的改变，其在我国的发病率呈逐年上升趋势。青壮年是发病率较高的人群。本病病程较长，易反复发作，且有癌变倾向，被WHO列为现代难治病之一。多数学者认为，UC是包括感染在内的环境因素作用于具有遗传易感性的个体而诱发异常免疫反应而导致的肠道病变。目前，UC的研究方向集中在抗炎、免疫调节、维护肠黏膜屏障等方面。历代典籍中将本病归于"泄泻""痢疾""便血""肠澼"等范畴。中医将本病的发病机理归纳为感受外邪、素体亏虚、饮食不节几大类。西医认为本病的发生与自身免疫力低下、遗传易感性等因素相关。

医案精解

患者刘某，男，54岁，2020年6月8日到医院就诊。

主诉：腹痛、腹泻、便脓血3月余。

病史：患者诉3个月前无明显诱因出现腹痛、腹泻、便脓血。曾于1个月前行电子结肠镜检查，结果显示为溃疡性结肠炎。后于当地门诊购买美沙拉嗪肠溶片0.5 g，口服，每日3次，上述不适症状略有缓解。为求系统治疗，求治于我科门诊。刻下症见：患者神志清、精神可，腹痛、腹泻时作，大便5次/日，有脓血便，小便少。舌淡红，苔薄黄，脉滑数。

专科检查：视诊发现，腹部皮肤正常；触诊发现，墨菲征阴性，小腹部有压痛，无反跳痛，肝脾肋下未触及，全腹未触及包块；叩诊发现，叩诊呈鼓音，无腹部移动性浊音；听诊发现，肠鸣音4~6次/分，未闻及气过水声及血管杂音。

中医诊断：泄泻病——下焦湿热证。

西医诊断：溃疡性结肠炎。

治疗方法：根据患者病史、症状、体征、专科检查及辅助检查，明确诊断为溃疡性结肠炎。根据其舌脉及中医辨证，给予参白合剂加减保留灌肠。

具体方药如下：苦参30 g、白头翁30 g、椿皮30 g、紫草30 g、黄连15 g、白及30 g、生蒲黄30 g、甘草15 g。

中药汤剂共7剂，中药浓煎保留灌肠，每晚1次。

用上方灌肠1周后，患者不适症状明显缓解；继续给予2个疗程（14剂）治疗，复诊时已无明显腹痛、腹泻症状。

按：溃疡性结肠炎病变部位主要为直肠、左半结肠，甘肃中医药大学附属医院特色制剂"参白合剂"灌肠直达病所，副作用小，前期疗效确切。方中白头翁、苦参味苦性寒，清热燥湿之功力专，归大肠经，尤其善治肠道湿热所致的痢疾、泄泻，为君药。黄连清热燥湿，清利下焦湿热；配合紫草凉血活血，调和气血，为臣药。白及苦涩收敛，专治各种内伤出血；蒲黄行血通经，止血化瘀，和紫草活血行气之力彰，和白及收敛止血之功著；椿皮性苦涩，入大肠经，即可助白头翁、苦参清热燥湿，凉血止痢，又能加强白及、蒲黄收敛止血之力；甘草为使药，中调诸药。诸药合用，共奏清热燥湿、收敛止血、止痢之效。灌肠疗法药物直达结直肠病变部位，被黏膜吸收进入体内循环，避免了胃肠消化液和消化酶对药物的影响和破坏作用，提高了生物利用度；同时避免了药物代谢的首关消除效应，减少了对肝脏的毒副作用。除了中药保留灌肠外，针刺相关腧穴、腹部热罨包的使用在临床诊治UC中也有较多文献报道。

第九章 便秘

　　便秘既是一种排便不畅的病理症状，又是多种原因导致的以排便障碍为主要表现的一类肛肠疾病。正常人群的排便习惯存在一定的差异，90%的人排便频率在3次/天到1次/3天，大约60%的人每天1次，30%的人每天2~3次，10%的人每2~3天1次。而出现排便次数少（小于1次/3天）、大便干结、排便困难，即可诊断为便秘。便秘的发病率女性多于男性。根据便秘的发病原因，将该病分为器质性便秘和功能性便秘；根据结肠动力学特点，又将便秘分为慢传输型便秘、出口梗阻型便秘、混合型便秘。中医历代典籍将便秘归为"脾约""便秘""阴结""阳结"等范畴。后世医家在临床实践中将便秘又具体分为实秘（冷秘、热秘、气秘）和虚秘（气虚秘、血虚秘、阴虚秘、阳虚秘），在诊疗过程中积累了丰富的临床经验。

医案精解

　　患者陈某，女，63岁，2022年9月19日到医院就诊。

　　主诉：大便排出不畅2年，加重1周。

　　病史：患者自诉2年前无明显诱因出现排便不畅，长期使用开塞露配合口服大量泻剂辅助排便，大便不畅等不适稍缓解，停药后排便不畅伴排便不净感继续加重，近1周未解大便。曾于半年前行电子结肠镜检查，结果未见明显异常；刻下症见：患者神清，精神差，大便努挣则汗出短气，排便困难，便后疲乏无力，舌质淡，苔薄白，脉沉细无力。

　　专科检查：视诊发现，肛门皮肤有少量血渍；指诊发现，肛门括约肌松弛，齿线上3、7、11点位黏膜隆起，直肠壶腹部可触及少量粪块，质硬，指套未染血，其余未见明显异常；肛门镜检查发现，齿线上3、7、11点位黏膜隆起，镜下可见少量粪块。

　　四诊合参：老年女性，慢性起病者，年老体弱者，中气亏虚、运行无力者。水液不能正常输布，故大便干结。根据患者症状、体征、辅助检查，明确诊断为便秘。

　　中医诊断：便秘——气虚证；内痔。

　　西医诊断：便秘；内痔。

　　治疗方法：根据其舌脉及中医辨证，给予补中益气汤加减治疗。

　　具体处方如下：黄芪30 g、党参12 g、炙甘草6 g、大黄6 g（后下）、陈皮9 g、柴胡12 g、白术12 g、当归9 g、升麻12 g、山药12 g、枸杞子6 g。

　　中药汤剂共6剂，水煎服，每日1剂，早晚分服。

　　服药6剂后，排便不畅感较前明显缓解。复诊时根据患者舌脉情况，在原方基础上加木香6 g、厚朴9 g，继续服药7剂。三诊时，大便1次/天，无明显乏力、纳差等不适症状，嘱患者调整饮食结构，规律按摩腹部以促进胃肠蠕动，不适随诊。

　　按：随着社会的发展，快节奏的生活及饮食、社会的压力，以及年老体虚等因素的影响，便秘已经成为困扰中老年人群的常见肛肠疾病。长时间受疾病的困扰会加重人们的思想负担，患者就诊时表现比较急躁，且不断尝试大量泻剂后往往引发较多不良反应，而中医药综合治疗，在诊治便秘中有较多实用方剂可供选择，疗效确切。

第十章 肛周湿疹

肛周湿疹是肛肠科的一种常见的皮肤炎症疾病。该病一般多局限于肛门口或肛周皮肤，也有可能泛发于会阴部或臀部，具有湿疹的典型特点：局部皮肤呈现反复发作的红斑、丘疹、渗液、瘙痒。西医认为本病病因较为复杂，是多种因素共同致病的结果。中医认为外感风、热、湿邪，血虚生风，脾虚生湿等皆可导致该病的发生，并将该病称为"肛门湿疡"。

医案精解

患者陈某，女，42岁，2021年11月22日到医院就诊。

主诉：肛门瘙痒2周，加重3天。

病史：患者自诉2周前外出旅游后突然自觉肛周瘙痒，遂及时到当地诊所购买抗组胺药并服用，以及外用一些抗炎止痒药膏（具体药名及剂量不详），瘙痒较前缓解，近3日临睡前瘙痒加剧。刻下症见：患者神清、精神紧张，肛周有大小不等的丘疹，自觉剧烈瘙痒，舌质红，舌苔黄，脉滑数。

专科检查：肛周有大小不等的丘疹伴片状糜烂渗液，皮损表面有抓痕及血痂。

中医诊断：肛门湿疡——湿热浸淫证。

西医诊断：肛周湿疹。

治疗方法：给予甘肃中医药大学附属医院院内制剂参柏洗剂50 mL熏洗坐浴，每日两次，古墨膏3 g外用，每日两次。

用药1周后肛门瘙痒明显减轻，复诊时继续给予2周外用药治疗。第二次复诊后肛周无明显瘙痒感，详细交代患者注意日常防治事项，嘱患者调摄饮食，规律作息。

　　按：通常来说，肛周湿疹病因不明，病情复杂，患病后给患者带来的痛苦较大。就诊时患者高度紧张，在对症治疗的同时，要兼顾疏导患者紧张的情绪，做好疾病的科普及防治的宣教；同时发挥中医药特色有助于更好地防病、治病。

第十一章　肛周瘙痒症

　　肛周瘙痒症是指局限于肛周皮肤而无原发性皮肤损害的一类呈现剧烈瘙痒感的疾病。本病好发于中老年人，并且在喜欢安静或不常运动的人群中好发。肛周瘙痒症根据病因分为继发性瘙痒症和原发性瘙痒症。继发性瘙痒症可追溯病因，便于及时精准诊疗。原发性瘙痒症病因复杂且不易治疗，长时间反复搔抓会出现抓痕、血痂、皮肤肥厚及苔藓样改变等症状。历代中医典籍将本病归为"谷道痒""风痒""肛门痒"等范畴。中医认为肛周瘙痒症的发病是内外因共同致病的结果。内因包括素体亏虚如阴虚血亏生内风，或饮食不洁、情志内伤，形成内湿。外因包括外感风邪、热邪、湿邪等。

医案精解

　　患者刘某，女，32岁，2023年9月7日到医院就诊。

　　主诉：肛周瘙痒1周。

　　病史：患者自诉1周前无明显诱因出现肛周瘙痒，发病初期未予以重视，后瘙痒感日益强烈，夜间尤甚。于当地诊所购买大量激素药膏外用，肛周瘙痒较前略缓解。刻下症见：患者神清、精神紧张，肛周剧烈瘙痒，舌淡，苔薄红，脉细弦。

　　专科检查：肛周皮肤干燥无光泽，表面有大量抓痕及血痂。

　　中医诊断：肛门痒——血虚风燥证。

　　西医诊断：肛周瘙痒症。

　　治疗方法：辨证给予中药外洗方熏洗坐浴6剂。

　　具体处方如下：苦参18g、马齿苋30g、五倍子30g、苍术12g、当归9g、芒硝30g（烊化）、蛇床子30g（包煎）、盐黄柏12g。

　　中药汤剂共6剂，熏洗坐浴，每日两次。

用药7天后肛周瘙痒明显减轻，复诊时在原方基础上加地榆15 g、白鲜皮30 g，继续给予3周外用药物治疗。第二次复诊后肛周瘙痒完全消失，半年后随访未见复发。

　　按：肛周瘙痒症是一种难治的肛肠病，针对其治疗有多种方案可供选择，有内服钙剂、抗过敏药物及口服激素治疗，也有局部用药、物理照射疗法及皮下注射疗法阻断敏感神经。而中医药熏洗坐浴作为外用治疗，操作简单、经济成本低、患者接受度高，临床疗效确切，是治疗肛周瘙痒症的一大特色。

第十二章　肛窦炎

　　肛窦炎又称肛隐窝炎，是肛隐窝、肛门瓣发生的急、慢性炎症性疾病，常并发肛乳头炎、肛乳头肥大。其特点是肛门部位不适、疼痛、肛门潮湿等。肛窦炎是肛周化脓性疾病的重要诱因，约有85%的肛门直肠病变与肛隐窝感染有关，因此，对本病的早期诊断和治疗有积极的意义。本病多因饮食不节，过食醇酒厚味、辛辣炙煿，或因虫结骚扰，或湿热内生，下注肛门，或因肠燥便秘，用力努责，或粪夹异物，破损染毒而成。中医根据病因病机和临床特点进行辨证论治，主要以湿热下注证型为主。

　　湿热下注：常见肛门坠胀不适，或可出现灼热刺痛，便时加剧，粪便夹有黏液，肛门湿痒；伴口干、便秘；苔黄腻，脉滑数。治以清热利湿。常用止痛如神汤或凉血地黄汤加减。

医案精解

患者张某，女，25岁，2013年6月28日到医院就诊。

主诉：肛周坠胀疼痛伴瘙痒1周。

病史：患者1周前因食辛辣刺激之品出现排便后肛周坠胀不适，间断性疼痛，肛周潮湿、瘙痒等症状，夜间瘙痒加重，难以入睡，为明确诊断，遂来我院就诊。

专科检查：视诊发现，肛门无异常；指诊发现，肛门括约肌功能尚可，齿线上3、7、11点位黏膜隆起，6、12点位处肛窦按压（+），指套无染血，其余无异常；肛镜检查发现，6、12点位黏膜充血、水肿。

中医诊断：肛隐窝炎——湿热下注。

西医诊断：肛窦炎。

治疗方法：外用药物对症治疗。

　　便后予以甘肃中医药大学附属医院院内制剂参柏洗剂熏洗坐浴，大黄消痔栓、古墨膏纳肛换药治疗，1周后临床症状逐渐缓解，2周后症状消失。3个月后复查无异常。

　　按：肛窦炎目前以保守治疗为主，我院自制的外用院内制剂以清利湿热为主，在临床上取得了很好的疗效。肛窦炎已成脓者，或伴有肛乳头肥大、隐性瘘管者，宜手术治疗。因此，预防肛隐窝炎的发生尤为重要，及时地治疗肛隐窝炎，防病患于未然，对于预防肛门直肠的感染性疾病和肛门直肠的其他疾病有着极其重要的临床意义。

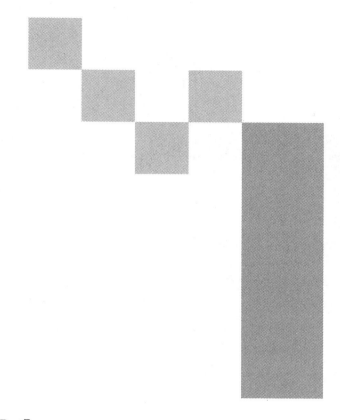

第三部分

医话荟萃

肛周手术并发症及防治措施

肛肠疾病是一种常见的临床疾病，以痔、肛裂、肛周脓肿、肛瘘较为常见，在古代被统称为痔疮、痔瘘。术后早期并发症以疼痛、出血、排尿障碍、肛缘水肿较为常见，术后晚期并发症包括感染、肛门狭窄、迟发性出血及排便困难。

一、疼痛

疼痛是肛门疾病术后的常见并发症，疼痛程度多与创面大小有关。除创面疼痛外，还会发生内脏神经痛，多表现为腹内疼痛，或窜痛。肛门直肠疾病由于解剖等因素影响，术后疼痛较为剧烈，持续时间较长。

（一）中医病因病机

中医认为，术后疼痛是由金刃损伤脉络，导致局部营卫不和、气血凝滞、瘀而不通则痛。唐容川在《血证论》中说："凡是疼痛，皆瘀血凝滞之故也。"《医宗金鉴》曰："伤损之证，血虚作痛。"肛肠疾病术后营血失调，局部失于濡养，发为疼痛，即"不荣则痛"。总之，痔疮术后疼痛机制主要为"不通则痛"和"不荣则痛"。

（二）西医病因病机

1.解剖因素

齿线以下肛管组织由脊神经支配，手术刺激易产生剧烈疼痛，或致使肛门括约肌痉挛，肛门局部血液循环受阻，加重疼痛。

2.排便刺激

术后肛管常处于收缩状态，排便刺激会引发剧痛，促使肛门括约肌收缩，疼痛加剧，加重患者恐惧心理。

3.分子机制

肛管组织损伤后，会释放肥大细胞、巨噬细胞等大量炎性介质，通过外周敏化和中枢敏化机制产生持续疼痛。组织损伤后，免疫细胞被激活，释放大量炎症因子，延长疼痛时间。

总之，术后疼痛除与肛门感觉敏锐、解剖等因素有关外，还涉及患者精神状态、手术方式、病变范围等。

（三）防治措施

1.药物治疗

（1）局部应用长效止痛剂

可在手术结束前，在局部切口周围注射复方长效止痛注射液、高乌甲素等长效止痛药物。具有效用时间长，操作简单，副作用小的优点。

（2）应用镇痛药物

术后可根据疼痛程度给予镇痛药物，如哌替啶、括亚甲蓝、利多卡因、吗啡等。亚甲蓝属于氧化还原剂，能够直接对神经纤维电传导进行阻碍，参与到糖类代谢中，促进丙酮酸氧化，改变神经末梢内外酸碱平衡与膜电位，从而影响神经兴奋性与冲动传导。研究表明，在痔瘘术后结束前使用复方亚甲蓝注射液镇痛，可明显缓解患者术后疼痛，这与亚甲蓝对神经纤维髓质进行腐蚀，并造成可逆性破坏，局部痛觉消失或者减轻、括约肌松弛及感觉迟钝缓解有关。张周文等人的研究表明，亚甲蓝、罗哌卡因混合液联合奥布卡因凝胶对痔术后患者进行镇痛治疗，结果显示，患者术后疼痛明显缓解，生活质量改善，临床疗效显著。

（3）中药镇痛

术后可用清热解毒、活血化瘀、消肿止痛方剂进行熏洗、坐浴，外敷膏剂等。研究表明，生肌止痛方坐浴联合紫草纱条引流治疗小儿肛周脓肿术能提升肛门功能，减轻炎症反应。结果显示，创面疼痛明显缓解，疼痛介质P物质（SP）、神经肽Y（NPY）、5-羟色胺（5-HT）水平降低，考虑与生肌止痛方清湿热、活瘀血、生肌敛疮的功效相关。

2.针刺镇痛

针灸具有舒经通络、益气活血的功效。腕踝针具有镇痛功效，通过刺激浅表神经末梢，促进神经介质释放，改善创面微循环，达到镇痛的疗效。研究表明，腕踝针选取腕部及踝部穴区为进针点治疗痔术能减轻术后疼痛，降低VAS评分，缓解患者焦虑情绪。

3.红外线仪器照射

红外线治疗仪能使局部肌肉组织松弛，快速缓解因肌肉痉挛产生的疼痛，对皮肤溃疡、感染及术后创口愈合有促进作用。

4.术后换药，对创面进行护理

5.其他

术前做好患者的思想工作，缓解患者焦虑；根据患者体质，选择适宜的麻醉及手术方式；做好创面护理。

二、出血

肛门直肠病术后早期出血分为原发性出血和继发性出血。原发性出血多发生在术后数小时，大多是由于手术操作不当或创面止血不完善所致；继发性出血多发生在术后7～14天，大多是由于痔核坏死脱落形成创面造成的出血。迟发性痔切除术后出血是一种罕见但严重的并发症，可发生在手术后第4～18天。出血处理不当会导致不良后果，识别出血的高危因素有助于改善预后。

（一）中医病因病机

肛肠疾病术后因刀刃及各种理化因素伤及经络，脉络破损，则术后出血，加之患者术后气血虚弱，气虚无力固摄经血，且术后肛门局部多气滞血瘀、疼痛肿胀，肛门阻塞，血不循经，血溢脉外，引起术后出血。

（二）西医病因病机

1.手术操作不当

结扎线不牢固、创面大、痔体残端保留过少等，增加出血风险。

2.创口损伤感染

创面感染致使组织产生炎症反应，血管扩张、脆弱，破坏凝血机制，增加出血风险。创面延迟愈合，出血的可能性增加。

3.凝血功能异常，会增加出血风险

4.其他

急慢性白血病、血友病等血液疾病，高血压、免疫性疾病、动脉硬化等疾病所致的凝血机制障碍导致的术后出血。

（三）防治措施

术后少量出血可服用止血药或密切观察不予处理；多量出血时，密切监测生命体征，并迅速止血。

1. 术前评估

术前详查病史，对症处理高血压、糖尿病等其他基础疾病，排除手术禁忌证，医生要规范书写病历，患者须签署手术同意书。完善患者血常规、凝血功能等检查，警惕血友病患者、凝血功能障碍患者、重度肝损害患者等，术前停用阿司匹林、波立维等抗凝药物。

2. 规范手术操作、确切止血

行外剥内扎术时，应仔细观察痔核大小、数量，先设计好切口，结扎面积不宜过大。当发现痔核较大时，宜缝扎，可采取分段结扎或先扎后剥再扎的方法，不宜大块结扎，结扎部位不宜超过齿状线。

3. 术后预防感染、加强管理

术后运用合适的抗生素预防感染。术后每日换药，清洁消毒，联合中药熏洗。患者手术当日避免排便，流质饮食，逐步向普通饮食过渡，若便干可睡前服用乳果糖等软化大便，预防大便秘结，避免便秘或排便次数过多引起刀口损伤出血。医生应嘱患者忌食辛辣刺激之物，粗粮细粮均衡搭配，营养均衡，保持大便通畅，心态乐观，不可负重、过度劳累、下蹲或久坐，避免剧烈运动，忌酒。医生检查时操作轻柔，避免医源性损伤。患者出院后也要坚持换药，适当进行抗感染治疗，定期复查。

4. 应用止血药

氨甲环酸、维生素K等药物，具有凝血作用。研究表明，咖啡酸具有止血作用，可通过激活糖蛋白CD62P通路促进止血，该药联合龙槐止血汤可减少痔术后出血，促进创面愈合。血凝酶具有止血作用，能促进血小板在血管破损处聚集，偏于治疗微小血管止血。研究表明，医用胶原蛋白海绵联合注射血凝酶能减少出血量，减少术后并发症，临床疗效显著。

5. 局部采取合理的止血措施

（1）少量出血：局部压迫止血，使用止血药。

（2）大、中量出血：及时止血，缝合出血创面，并使用纱卷、纱布块、气囊等压迫止血。

6.其他措施

患者一旦发生大出血，在监测生命体征的前提下，根据肛门镜探查情况，选择压迫、电凝或缝扎止血，或采用多种方法联合治疗，必要时行手术缝合止血。如有休克，应补充血容量，必要时输全血。

三、排尿障碍

排尿障碍是肛门直肠病术后较为常见的并发症，多发生于术后当日，严重者持续时间较长。

（一）中医病因病机

尿潴留属于中医的"癃闭"范畴，主要由三焦气化失常，膀胱不利所致；或饮食不当，湿热内生，热结膀胱，气化不利；或浊瘀内停，阻塞水道，致尿路不畅；或肾阴不足，命门火衰，致使膀胱气化无权；或邪热伤肺，失于肃降，通调失司所致；亦有因跌仆外伤或下腹部手术，致精气受损而成。尿潴留多以急性为主，急性者多责之膀胱，慢性者可及于肾。肛肠疾病术后，金刃损伤，气血瘀滞，膀胱水道阻塞，气化失常，水利不行。

（二）西医病因病机

1.麻醉影响

麻醉不充分或腰麻时，可引起排尿障碍；腰麻后排尿反射受到抑制。由于肛门和尿道括约肌受骶2～4神经支配，麻醉不充分会引起肛门括约肌痉挛，反射性引起排尿障碍。

2.手术刺激

手术操作过程中创面损伤过重，引起肛门括约肌痉挛，发生排尿障碍。

3.疼痛等因素

术后疼痛是排尿障碍发生的主要因素，疼痛剧烈时更易发生。其次，术后肛管内填塞物过多、过紧，可引起排尿障碍。

4.心理因素

患者过度紧张，反射性引起排尿障碍。

5.其他疾患因素

患者前列腺肥大、尿道狭窄等会引起排尿障碍。

（三）防治措施

（1）选择适宜的麻醉方法，使肛门括约肌充分松弛；减少手术操作损伤；使用长效止痛药，减轻术后疼痛；填塞物不宜过多、过紧。

（2）医生在术前指导患者床上排尿，进行提肛训练，术后严密观察，及时、准确、有效地进行干预。

（3）膀胱区热敷或冷敷，以恢复和增强膀胱的正常功能。研究表明，热罨包外敷痔术后患者，可有效缩短首次排尿时间，降低残余尿量和首次尿意膀胱容量，促进机体排尿功能的恢复。

（4）听水声诱导排尿、中医按摩、针灸、艾灸。温针灸具有改善血液循环，活血化瘀等作用。研究表明，温针灸气海、关元、神阙等穴位，有活血化瘀，舒筋活络的作用，可缩短术后患者首次排尿时间，增加排尿量，使最大逼尿肌压力增加。

（5）上述治疗无效时，检查患者膀胱充盈。痛苦较甚者、持续时间较长者，须进行导尿治疗，严格遵守无菌操作。

四、肛缘水肿

肛缘水肿以外痔、混合痔术后发生率较高，其余发生率较低。

（一）中医病因病机

手术需使用金刃，金刃损伤经脉，血溢脉外而形成瘀血，则瘀血阻滞，或丝线结扎缝扎脉络，气血运行不畅，则气滞血瘀，《素问·阴阳应象大论》"寒伤形，热伤气，气伤痛，形伤肿。故先痛而后肿者，气伤形也，先肿而后痛者，形伤气也"，脉络不通，气滞血瘀，则引起局部疼痛肿胀。《医宗金鉴》记载："人之气血，周流不息，稍有雍（壅）滞，即作肿矣。"

（二）西医病因病机

（1）创缘循环障碍：手术致使创缘的静脉、淋巴循环通路被破坏，局部循环受阻。

（2）肛门肌肉组织损伤，局部产生炎症反应促进炎症因子释放，增加组织水肿风险。

（三）防治措施

（1）轻症无须治疗，1～2周可自行消退。

（2）肛门部位手术切口应该为尖端向外的"V"形，边缘整齐。

（3）手术中应避免钳夹创缘健康组织，减少组织损伤。

（4）使用高渗盐水纱布外敷，或口服药物消肿。许来灶等人的研究表明，使用地奥司明片治疗痔术后，可明显减患者轻创面水肿程度、降低VAS评分及炎症因子表达水平，临床疗效显著，安全性较高。

（5）中药熏洗：使用活血化瘀、清热利湿的中药熏洗坐浴。中药熏洗坐浴具有清热解毒、活血止痛的功效。研究表明，苦参汤治疗痔术后能加快局部新陈代谢，改善组织充血，促进水肿症状消除。

（6）使用超短波、红外线等仪器进行理疗，可刺激局部血管扩张，舒筋活络，有助于创面消肿。研究表明，在痔术后使用红外线照射仪，可减轻肛门疼痛，缓解肛缘水肿，提高患者的生活质量。

五、感染

术后伤口处理不到会导致创面感染，甚至影响愈合。肛肠疾病术后被诊断为感染应具备以下条件：①无感染性病变术后，创面发生感染引发局部或全身症状者。②术后感染菌种与术前不同，或术后创面出现新菌种，这是术后感染最可靠的诊断。

（一）中医病因病机

中医认为，肛肠疾病术后魄门为金刃所伤，内瘀阻经络，外损伤染毒，毒瘀互结，局部气血不畅，生肌收口迟缓。

（二）西医病因病机

（1）无菌观念不强，术中组织损伤过多，创面粗糙。在手术过程中，如果未能有效控制手术切口周围皮肤和黏膜的细菌污染，就会增加切口感染的风险。

（2）损伤肛窦导致炎症沿肛腺扩散。肛肠手术可能会破坏肠道菌群平衡，导致菌群失调。菌群失调可能使肠道免疫功能下降，易受致病菌侵袭，从而引发感染。

（3）切口缝合留有无效腔，创面引流不畅，积液、积脓。

（4）术后护理不当也是导致肛肠疾病术后感染的重要因素。如果患者或医护人员在伤口护理、消毒、换药等方面操作不当，容易使伤口受到污染，滋生细菌，进而引发感染。

（5）患者营养不良或年老抵抗力下降。

（三）防治措施

1. 术前准备

（1）患者评估

对患者进行全面评估，包括病史、症状、体征、实验室检查等，及时发现潜在的感染风险因素，如免疫功能低下、糖尿病、肥胖等。

（2）皮肤准备

术前清洁患者肛周皮肤，避免局部细菌污染，可采用适当的消毒液进行清洁。

（3）营养支持

术前加强患者营养，提高机体免疫力，以促进术后愈合。

2. 术中操作

（1）严格无菌操作

医生应严格遵守无菌操作规范，确保手术切口及周围环境处于无菌状态。

（2）抗生素使用

医生根据手术类型和患者的情况，适当使用预防性抗生素，减少术中和术后的感染风险。

（3）减少组织损伤

尽量减少组织损伤，避免术中出血造成感染。

3. 术后护理

（1）伤口护理

术后密切观察术区伤口情况，定期更换敷料，保持伤口干燥清洁，避免细菌感染。

（2）引流管护理

对于插入引流管的患者，要定期清洁引流管口，避免引流管成为感染源。

（3）疼痛管理

有效控制术后疼痛，避免患者因疼痛而过度活动，导致伤口裂开和感染。

（4）饮食调理

合理搭配膳食，增加膳食纤维摄入量，促进肠道蠕动，维护肠道正常菌群平衡。

4.用药预防

（1）抗生素使用

术后根据术中培养结果和患者的情况，适当使用抗生素，避免滥用，预防细菌耐药。

（2）免疫调节药物

对于免疫功能低下的患者，可考虑使用免疫调节药物，提高免疫力，预防感染。

5.康复指导

（1）术后康复训练

根据患者术后情况，给予相应的康复训练，避免因过度活动导致伤口裂开和感染。

（2）生活方式指导

指导患者养成良好的生活习惯，包括规律作息、适量运动、保持心情愉快等，有利于提高免疫力，预防感染。

参考文献

[1]韩志军.复方亚甲蓝用于痔瘘术后镇痛的疗效观察[J].特别健康,2023,（2）:55-57.

[2]张周文,李文霞,夏联山,等.亚甲蓝、罗哌卡因混合液联合奥布卡因凝胶对混合痔外剥内扎术后的镇痛疗效及不良反应观察[J].中国医药科学,2022,12(12):70-73.

[3] 位艳赏,刘红振,袁义朋,等.生肌止痛方坐浴联合紫草纱条创面引流对小儿肛周脓肿术后患者的临床疗效[J].中成药,2024,46(1):121-125.

[4] 张玉瑾,邢齐树,刘汉顺.腕踝针联合穴位贴敷防治混合痔术后疼痛的研究[J].河北中医,2024,46(1):103-108.

[5] 向世力,路永超,詹林浩.龙槐止血汤联合咖啡酸片治疗湿热下注型混合痔术后并发症临床研究[J].山东中医杂志,2023,42(11):1171-1175,1202.

[6] 何笠,徐文晔.医用胶原蛋白海绵联合注射用血凝酶对混合痔术后创面止血效果观察[J].外科研究与新技术,2021,10(1):30-32.

[7] 代立霞,赵婉琳,赵志强.热奄包穴位外敷对混合痔术后尿潴留患者疼痛、排尿功能和膀胱尿动力学的影响[J].中医药导报,2023,29(6):101-105.

[8] 尹慧敏,梁宝坚,周颖,等.温针灸联合电针对肛肠术后尿潴留患者排尿功能、尿动力学状态及预后的影响[J].陕西中医,2023,44(10):1465-1468.

[9] 许来灶,李文剑.地奥司明片治疗痔疮术后创缘水肿的有效性及临床价值分析[J].北方药学,2023,20(5):124-126,129.

[10] 叶志君.苦参汤治疗痔术后肛缘水肿临床观察[J].中国中医药现代远程教育,2022,20(22):60-62.

[11] 盛莹.中药熏洗联合红外线理疗对混合痔术后肛门水肿创面愈合的影响[J].江西中医药,2023,54(1):48-49,52.

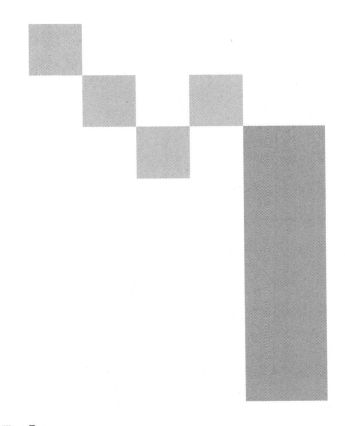

第四部分

经验方药

专科制剂

我们在自制专科用药过程中，及时总结老中医的临床经验和导师的科研成果，充分挖掘中医药优势，总结自身临床经验，研制学科院内制剂。现拥有中医制剂十余种，先后有古墨膏、大黄消痔栓、三黄膏、生肌玉红膏、通便胶囊、参柏洗剂、脱管散、生肌散等投入临床使用，已产生了很大的社会效益和经济效益。院内制剂的研究丰富了中医药治疗肛肠病及术后并发症的手段和方法，对于中医外治法的开发和利用，具有深远的意义。

一、大黄消痔栓

大黄消痔栓是甘肃省中医学院附属医院肛肠科相关人员在多年的临床实践基础上，依据痔的发生机制及其特有的解剖、生理、病理特点，运用中医理论研发的经验方。批准文号：甘药制字Z20130006；规格：1.5 g×6粒/瓶；成分：大黄等。功能与主治：清热凉血，止痛通便，主要用于痔疮肿痛。用法与用量：大便后塞于肛门内，一次1粒，一日1次；或遵医嘱。

大黄消痔栓临床应用的支撑材料具体如下：

（一）课题

（1）大黄消痔栓用于混合痔术后的临床疗效评价。

（2）2013年甘肃省中医药管理局科研项目；2015年通过甘肃省中医药管理局验收。

（二）学术论文

（1）《消痔栓抗炎、消肿、镇痛、止血的药效作用研究》，中医研究，

2011年第5期。

（2）《消痔栓抗炎作用及其作用机理的实验研究》，中国中医药科技杂志，2011年第6期。

（3）《大黄消痔栓用于混合痔术后60例的疗效观察》，中医外治杂志，2015年第10期。

（4）《大黄消痔栓治疗混合痔术后疼痛的临床研究》，甘肃中医药大学2015年硕士研究生毕业论文。

（5）《消痔栓防治肛门直肠疾病术后疼痛50例临床观察》，云南中医中药杂志，2010年第8期。

（6）《大黄消痔栓治疗混合痔的临床疗效观察》，甘肃中医药大学2016年硕士研究生毕业论文。

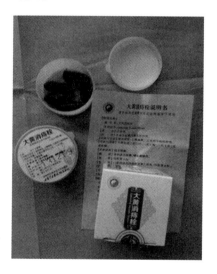

二、古墨膏

古墨膏是甘肃省著名痔瘘科专家已故名中医金品三主任贡献给社会的优秀产品。批准文号：甘药制字Z04010875；规格：25 g/盒；成分：古墨、麝香、黄连等。功能与主治：消炎止痛、止血止痒，主要用于痔瘘肿痛，肛门瘙痒。用法与用量：外用，涂于患处，外以敷料块和胶布固定。

古墨膏临床应用的支撑材料具体如下：

（一）课题

（1）古墨膏对感染创面抗炎作用及其机制的实验研究。

（2）2006年甘肃省中医药管理局科研项目；2008年通过甘肃省科学技术厅科技成果鉴定；2009年获得甘肃省皇普谧科技奖三等奖。

（二）学术论文

（1）《古墨膏的剂型改革及临床应用》，甘肃中医，2003年第6期。

（2）《古墨膏抗炎作用的实验研究》，中国肛肠病杂志，2009年第11期。

（3）《古墨膏对小鼠腹腔毛细血管通透性及气囊炎性模型气囊灌洗液中白细胞数和一氧化氮含量影响的实验研究》，卫生职业教育，2010年第2期。

（4）《古墨膏抗炎作用及其机制的实验研究》，上海中医药大学学报，2010年第3期。

（5）《古墨膏治疗肛周脓肿临床观察》，光明中医，2016年第3期。

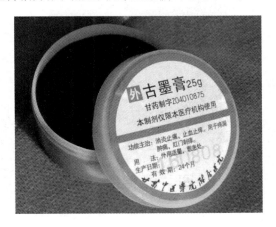

三、参柏洗剂

批准文号：甘药制备字Z20190219000。参柏洗剂于2013年11月投入临床使用，配合肛肠熏洗机使用方便、舒适，深受患者好评。本制剂为250 mL，密封保存，携带方便，用于治疗肛肠科常见病：内痔、外痔、混合痔、肛窦炎、肛裂、肛瘘、肛门瘙痒症、肛周皮肤病等。

参柏洗剂临床应用的支撑材料具体如下：

（一）科研

（1）参柏洗剂用于混合痔术后的疗效研究（项目编号：GZK-2018-14）。

（2）2018年甘肃省中医药管理局科研项目；2020年通过甘肃省中医药管理局验收。

（二）学术论文

（1）《参柏洗剂治疗肛门瘙痒症疗效观察》，实用中医药杂志，2017年第7期。

（2）《参柏洗剂熏洗坐浴治疗混合痔术后并发症临床疗效观察》，中国肛肠病杂志，2020年第6期。

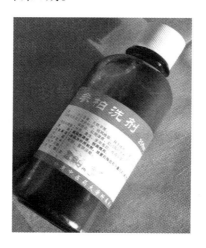

四、通便胶囊

批准文号：甘药制字Z09011931；规格：0.5 g×60粒/瓶；成分：大黄、大黄炭。功能与主治：泻热毒、荡积滞、行瘀血；用于治疗实热便秘。用法与用量：每晚睡前口服3～4粒，或遵医嘱。

通便胶囊临床应用支撑材料具体如下：

学术论文

（1）《通便胶囊治疗痔疮100例疗效观察》，甘肃中医学院学报，2002年第4期。

（2）《通便胶囊泻下、止血作用的实验研究》，中国中医药信息杂志，

2005年第10期。

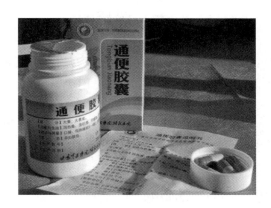

五、三黄膏

批准文号：甘药制字Z04010878；规格：30 g/盒；成分：黄连、黄柏等。功能与主治：清热解毒、祛腐止痛，可用于痈疽疮疡及痔疮肌肉腐烂。用法与用量：外用，敷于患处，纱布包扎。

六、生肌玉红膏

批准文号：甘药制字Z04010879；规格：20 g/盒；成分：当归、白芷、甘草等。功能与主治：润肤活血、生肌止痛，用于各种溃疡、烫伤、跌打损伤瘀血作痛。用法与用量：外用，敷于患处，纱布包扎。

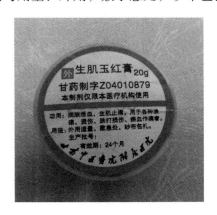

七、湿疹膏

批准文号：甘药制字Z04010882；成分：苍术、黄柏、白及等。功能与主治：用于湿疹及各种流水的皮肤病。用法与用量：外用，涂于患处，纱布包扎。

八、脱管散

批准文号：甘药制字Z04010880；规格：1 g/瓶；成分：轻粉、枯矾、宫粉等。功能与主治：化腐生肌，用于疮疡破溃，久不收口。用法与用量：外用适量，撒于患处，纱布包扎。